BIEN DANS SON ASSIETTE,
BIEN DANS SA TÊTE !

Voir les ouvrages du même auteur p. 313

Stéphane Clerget

Bien dans son assiette, bien dans sa tête !

Fayard

Couverture W. N.

ISBN : 978-2-213-70071-7
Dépôt légal : septembre 2016

Il dépend de nous-même d'être d'une façon ou d'une autre. Notre corps est notre jardin et notre volonté en est le jardinier. Voulons-nous y cultiver des orties ou y semer de la laitue, y planter l'hysope et en sarcler le thym, le garnir d'une seule espèce d'herbe ou d'un choix varié [...] ? Eh bien le pouvoir de tout modifier souverainement est notre volonté.

SHAKESPEARE, *Othello*.

À Thibaud

1

Mise en bouche

QUE TON ALIMENT SOIT TON MÉDICAMENT !

Aimez-vous l'artichaut ? Si c'est le cas, au XVIIe siècle, on vous aurait regardé d'un air goguenard. Car, considéré comme particulièrement aphrodisiaque, c'était l'aliment des libertins. « Artichaut, artichaut, pour Monsieur, pour Madame, pour réchauffer le corps et l'âme et pour avoir le cul chaud ! » chantaient alors les vendeurs des quatre-saisons. De nos jours, ses vertus sur la libido ne sont plus reconnues, mais la réputation de ce légume très apprécié de Louis XIV provenait, j'imagine, de son apparence : avec ses « poils » et son cœur qui se révèlent après un savant effeuillage.

Attribuer aux aliments une forte influence sur nos émotions, notre humeur, notre moral ne date pas d'aujourd'hui. Nous verrons précisément par quelles voies les aliments, isolément ou associés à d'autres, agissent sur notre état psychique. Une bonne connaissance de ces effets vous permettra de mieux comprendre les variations de votre état émotionnel.

Vous manquez d'entrain, vous êtes morose, sombre, attristé ? Vous vous sentez angoissé sans raison, tendu, inquiet ? Une fatigue physique s'ajoute à une fatigue morale ? Vous avez du mal à dormir ? Vous vous énervez pour un rien ?

Ou bien, au contraire, vous vous réveillez jovial, radieux, avec une envie de bouger et dans un état d'effervescence ?

Votre enfant a des difficultés scolaires ou est hyperactif ?

Vous avez des difficultés sexuelles ? Vous n'êtes plus aussi performant intellectuellement ?

Les réponses à toutes ces questions se trouvent peut-être dans votre assiette !

Hippocrate, ce médecin grec qui vécut quatre cents ans avant Jésus-Christ et considéré comme le père de la médecine moderne, notait déjà : « Que ton aliment soit ton médicament et ton médicament soit ta nourriture. » Au Moyen Âge, l'essentiel des thérapeutiques était issu des aliments et notamment des plantes comestibles. On accordait déjà alors une énorme importance aux liens existant entre nourriture et humeur. Plusieurs ouvrages médiévaux sont remplis de recettes culinaires censées agir directement sur nos états d'âme, conseillant par exemple le coing pour lutter contre la tristesse, la laitue pour trouver l'apaisement, les pommes pour améliorer le désir sexuel. Et les plus récentes connaissances médicales viennent confirmer l'influence des nutriments alimentaires, en particulier sur la synthèse des neurotransmetteurs du cerveau, agent de nos états émotionnels.

Inversement, notre humeur a une influence sur nos choix alimentaires. Influence parfois bénéfique, puisque les aliments qu'elle va nous pousser à consommer pourront, par exemple, remédier à un mal-être psychique, comme si notre cerveau savait ce qui lui manque.

Les aliments ont le pouvoir d'agir également sur nos émotions par leur action sur notre intestin, considéré de nos jours comme notre « deuxième cerveau ». Les bactéries intestinales délivrent des composants qui ont une action similaire aux neurotransmetteurs, stimulant ainsi les nerfs sensoriels (ceux de l'odorat, de la vue, du goût, du toucher), le système immunitaire ou d'autres fonctions de l'organisme.

Examiner ce que l'on mange va donc nous permettre de mieux comprendre nos variations d'humeur. À l'inverse, connaître l'impact des aliments sur nos émotions va nous offrir la possibilité de modifier notre humeur, nos états d'âme, notre manière d'être. La France est le pays où l'on consomme le plus de psychotropes, ces médicaments qui agissent sur notre état psychique. Sans doute en consommerions-nous moins si nous maîtrisions davantage cette science qui conjugue aliments et émotions, et serions-nous mieux dans notre assiette.

Au fait, d'où vient cette drôle d'expression : « Ne pas être dans son assiette », qui signifie ne pas être dans son état habituel sur le plan moral ou physique ?

L'origine de cette expression remonte au Moyen Âge. L'assiette individuelle n'était pas encore arrivée sur les tables (elle le fera à la Renaissance). La plupart des gens mangeaient avec les doigts (ou, à partir de Louis XIII et dans certaines catégories de population, avec une fourchette) dans le plat commun posé au milieu de la table. Le mot assiette trouve son origine dans le verbe s'asseoir. L'assiette signifiait alors la « manière d'être assis ». Cette origine du mot, en lien avec notre position, a donné chez Montaigne le sens d'« état de l'esprit » ou de « façon d'être ». C'est cette signification qui persiste dans l'expression « être dans son assiette ». Pourquoi le mot assiette a-t-il ensuite défini un plat individuel ? Parce que, conservant le sens de position, et ce dès la fin du XIVe siècle, le mot désignait la situation d'un convive autour d'une table. Par association d'idée, le service installé à chaque place de la table fut aussi nommé assiette avant que ce terme ne désigne plus que l'objet individuel.

L'ALIMENT RÉCONFORT : IL SUFFIT D'Y PENSER !

Les aliments ne sont pas seulement du carburant pour mobiliser notre corps. Ils agissent sur notre cerveau, qui est avant tout un organe, par les nutriments qu'ils lui fournissent. Dès lors, ils agissent sur notre esprit par leur portée symbolique.

Les aliments influent sur notre humeur par leur composition, mais également par ce qu'ils représentent symboliquement pour chacun de nous. Ainsi sommes-nous nombreux à choisir des aliments dits de réconfort. C'est simple, ce sont ceux vers lesquels on se tourne quand on cherche à se consoler. Souvent, ils renvoient à des moments festifs, tels les desserts au chocolat, ou à des rituels familiaux, comme le plat de couscous et le poulet-frites du dimanche, ou encore la dinde à la purée de pommes de terre pour la fête de Thanksgiving aux États-Unis.

Les liens qui existent entre les aliments et la mémoire affective jouent un grand rôle dans le plaisir que l'on a de manger et dans l'impact émotionnel des aliments (ou, plus globalement, des différents plats). Au-delà de l'impact direct de leurs composants sur la chimie de notre cerveau, certains aliments nous font nous sentir bien en raison de leur apparence : leur aspect, leur goût, leur odeur, leur texture, mais surtout en raison des éléments auxquels ils sont associés dans notre histoire alimentaire, en l'occurrence leur dimension affective.

Les « aliments réconfort » sont le plus souvent des plats qui renvoient à des moments heureux de l'enfance ou encore à des personnes qui ont été fondamentales pour nous. Il est démontré que les échos positifs dans notre mémoire affective, induits par la consommation de certains aliments, sont une source de bien-être[1]. Bien entendu, chaque personne possède sa propre histoire et donc ses propres aliments ou plats réconfort (réunissant plusieurs aliments). Ceux-ci sont trop souvent associés au sucre et au gras et ont la réputation d'être très caloriques. Or certains aliments moins riches en calories peuvent être tout aussi désirables, agréables et réconfortants.

Une étude menée en 2005 par Jordan Lebel, de l'université Cornell aux États-Unis, sur près de 300 personnes, a montré qu'un tiers d'entre elles affirment choisir comme aliments de réconfort des aliments peu caloriques, en majorité des fruits et légumes. La mini-carotte sucrée et pelée, agréable à croquer, par exemple. Ces aliments réconfort sont aussi des « aliments santé » chez les jeunes adultes américains. Ils provoquent en eux des émotions positives qui leur rappellent la chaleur du foyer parental. En plus d'être bons pour la santé, ils permettent aussi de préserver un bien-être émotionnel.

La composition de l'aliment n'explique en effet pas tout, car si un aliment ou une boisson induit d'ordinaire un mieux-être, cette réaction reste possible aussi en l'absence du composé actif[2]. Nos attentes sur les effets de certains aliments peuvent influencer notre perception. Il n'est en effet pas nécessaire de les manger pour que les aliments agissent sur notre état mental. Y songer suffit parfois à déclencher une sensation de bien-être. Alors que déguster des mets que nous apprécions va nous mettre de bonne humeur, chez d'autres cela fera naître un sentiment de culpabilité qui limitera le mieux-être. C'est le cas si un aliment consommé est associé à un interdit, du fait d'un régime par exemple.

C'est la production d'endorphines, « morphine » naturelle sécrétée par notre organisme, qui explique que manger des aliments ou des plats que nous aimons génère un sentiment de bien-être, voire un état euphorique. L'appétence qu'on a pour un aliment ou un plat est donc une question de faim, de goût, mais aussi de pensées positives associées. Ainsi, un plat consommé dans un contexte très agréable accroîtra la sécrétion d'endorphines. L'impact d'un aliment sur notre état psychique sera fonction de sa composition, des aliments qui lui seront associés, mais aussi du moment de la prise, de son contexte, de la symbolique de cet aliment et du métabolisme de chaque individu. Chacun peut réagir différemment à la prise d'un même aliment.

Ainsi en est-il du café, par lequel nous sommes, à doses égales, stimulés de façon très variable.

SUCRE POUR LES FEMMES, SEL POUR LES HOMMES ?

Indépendamment de l'histoire de chacun, il existerait des variantes entre les sexes quant aux types d'aliments qui apaisent et soulagent, sans qu'on en connaisse vraiment l'explication.

Les impacts de ce que nous mangeons sur nos émotions dépendent de plusieurs variables. La composition des aliments est, bien sûr, essentielle et fonction de leur qualité comme de leur lieu de production, des modalités de fabrication, de culture ou d'élevage. Mais on va aussi observer des différences selon le moment de la prise alimentaire dans la journée. La quantité et les associations d'aliments ont aussi une influence. Leur mode de présentation, l'apparence du plat proposé ainsi que l'environnement (repas pris sur le pouce, chez soi ou au restaurant) sont aussi des facteurs d'influence. L'âge et le sexe du consommateur entrent aussi en ligne de compte.

Ainsi, après un repas riche en glucides, les femmes signalent une plus grande somnolence, tandis que les hommes ont tendance à se sentir plus calmes, sans pour autant se sentir somnolents. Toujours après un déjeuner riche en glucides, les personnes de plus de 40 ans ont une baisse de leur capacité d'attention si celle-ci doit être soutenue, ce qui n'est pas le cas chez les plus jeunes. Les rythmes de veille-sommeil des individus modifient aussi l'impact des aliments. Ainsi les « lève-tôt » sont particulièrement sensibles aux prises alimentaires lors du déjeuner et du goûter. Les « couche-tard » sont en revanche surtout sensibles à la nourriture prise lors du petit déjeuner, que ce soit en termes de niveau d'énergie, d'équilibre émotionnel et de fonctionnement intellectuel. Ces derniers, s'ils prennent un petit déjeuner riche en protéines, type petit déjeuner anglais traditionnel, vont activer positivement leur mémoire, mais pourront voir en revanche leur concentration atténuée[3].

Selon cette même enquête menée par l'université de Cornell, il existerait ainsi une distinction entre les hommes et les femmes dans le choix des aliments de réconfort. Les femmes auraient tendance à rechercher du réconfort en majorité dans les aliments sucrés, comme les crèmes glacées ou les pâtisseries. Les hommes, en revanche, privilégieraient les aliments salés comme la viande rouge ou la soupe (on est aux États-Unis). Par ailleurs, on relèverait davantage de culpabilité chez les femmes après qu'elles ont absorbé des aliments de réconfort, tandis que les hommes jugeraient en majorité qu'ils ont mérité ce réconfort ainsi obtenu. Comment expliquer cela ?

Je suppose que se réconforter avec des aliments équivaut à une forme de repli sur soi, un besoin de se retrouver soi-même et de se reconstituer. C'est un moment de rassemblement de son identité. Identité dans tous les sens du terme, pour les femmes comme pour les hommes. Or, dans les représentations communes séculaires, la douceur est davantage associée à la maternité et, par extension, à la féminité. Une femme qui met de la douceur en elle a facilement le sentiment de renforcer sa féminité. Ce renforcement est possible avec autre chose car aujourd'hui la féminité n'est plus uniquement associée à la douceur, tant s'en faut, mais la douceur n'apparaît jamais contraire à la féminité. Or le sucré renvoie toujours à la douceur : en anglais, *sweet* désigne à la fois ce qui est doux en général, mais aussi les bonbons et les pâtisseries. Un homme, selon les représentations sociales dominantes, associe bien moins la douceur que la force à son identité virile. Il cherche à se renforcer, à se stimuler. D'ou le choix d'aliments salés pour se faire du bien, qui apparaissent plus piquants, plus revigorants, plus reconstituants. Et la culpabilité chez les femmes est sans doute liée à la pression sociale de l'apparence physique qu'elles subissent plus que les hommes (même si pour ces derniers celle-ci s'accroît de nos jours). Chez l'homme, le fait de chercher à retrouver de l'énergie et non à s'adoucir limite le sentiment de culpabilité. Il existerait aussi des variations en fonction de l'âge et de la catégorie socioprofessionnelle.

Selon un questionnaire[4] portant sur près de 40 000 adultes français, dont les résultats ont été publiés en 2014, on observe par exemple que, pour les deux sexes, les sujets appartenant au niveau le plus bas des catégories professionnelles étaient plus susceptibles d'avoir un goût prononcé pour la sensation de gras et de sucré, tandis que les personnes âgées et les individus ayant le plus haut niveau d'études avaient moins cette propension. On y observe aussi que les fumeurs et les gros buveurs d'alcool sont plus à même de préférer fortement la sensation de gras associé au salé, par rapport aux non-fumeurs et aux faibles consommateurs d'alcool. La relation entre les caractéristiques individuelles et le goût pour le gras fournit des informations précieuses et utiles pour une meilleure compréhension des associations entre le goût sensoriel et le comportement individuel, d'autres études devront par ailleurs les détailler.

LE BONHEUR, SIMPLE COMME UN COUP DE FOURCHETTE ?

Manger ne nous permet pas seulement de vivre, mais aussi de vivre heureux. On va voir de quelle façon.

Le plaisir de manger, notamment lié au contexte qui accompagne les repas ou à la variété des saveurs, joue pour beaucoup dans l'effet antidéprime.

Ainsi, remarque-t-on que des personnes soumises à un régime sans sel, en raison d'une hypertension artérielle par exemple, finissent par perdre l'appétit et le moral car elles n'éprouvent plus aucun plaisir à se nourrir. « L'alimentation et la nutrition hospitalières ne semblent pas avoir été jusqu'à présent une priorité des acteurs hospitaliers », notait déjà le Pr Bernard Guy-Grand dans un rapport rendu public en 1977. Il s'alarmait alors sur la situation de l'alimentation à l'hôpital, qu'il désignait comme tout, sauf appétissante, considérant même qu'elle avait un impact négatif sur la guérison des malades.

La manière de se faire plaisir en mangeant est propre à chacun. À chacun de préserver au maximum ce plaisir, malgré quelques aménagements sanitaires, pour un meilleur équilibre. Pour nombre d'individus, le plaisir de se nourrir est le seul qui leur reste véritablement. Mais, indépendamment du goût, le contenu du repas influence aussi l'humeur.

S'alimenter convenablement permet d'éviter la tristesse. A contrario, l'absence de certains aliments, ou plus précisément de nutriments apportés par les aliments, a pour fâcheuse conséquence de nous rendre triste.

À ce propos, vous n'avez sans doute guère entendu parler de l'acide gras docosahexaénoïque, DHA pour les intimes. C'est pourtant l'acide gras le plus abondant dans le cerveau ! Et il y joue un rôle majeur. Heureusement, il n'est pas trop difficile à trouver dans notre nourriture, puisque la plupart des poissons et des crustacés en contiennent. Néanmoins, tout le monde ne consomme pas des produits de la mer, et les carences en DHA ne sont pas rares. Or, il est aujourd'hui démontré que cette déficience favorise les états dépressifs. Est-ce l'une des raisons pour laquelle les populations de Taïwan, dont les poissons constituent la nourriture de base, sont dix fois moins déprimées qu'en Europe ou aux États-Unis, où la consommation de produits de la mer est bien moindre ? C'est possible, même s'il est certain que d'autres facteurs doivent jouer un rôle. Mais il est indéniable que l'effet des aliments sur notre humeur est puissant. Cependant, il s'avère que les nutriments efficaces pris isolément n'auraient pas la même efficacité. De fait, quand un composant alimentaire démontre son efficacité, sa version chimique isolée est souvent loin d'être aussi performante. Nous y reviendrons.

Les variations de notre humeur se traduisent par des variations des taux de divers neurotransmetteurs du cerveau. Inversement, les modifications des taux de ces neurotransmetteurs, induites notamment par nos prises alimentaires, vont agir sur notre humeur. Ainsi, la noradrénaline, par exemple, qui va stimuler corps et esprit. La sérotonine quant à elle produit un effet apaisant sur l'esprit. Elle rend plus serein et plus indifférent aux ruminations ou aux préoccupations diverses. Elle améliore le sommeil et calme les douleurs. Elle s'oppose aux neurotransmetteurs excitants.

Tous les neurotransmetteurs sont fabriqués à partir de nutriments présents dans l'alimentation. La richesse ou la carence en certains de ces composants, en fonction du contenu de notre assiette, vont en conséquence influencer la fabrication de ces neurotransmetteurs, donc notre humeur.

DES ALIMENTS À MÉDITER

Parmi les nouveaux traitements de la dépression, la méditation de pleine conscience a le vent en poupe. Cette pratique est également utilisée pour divers autres troubles émotionnels et, plus globalement, permet à tout un chacun d'accéder à un certain bien-être.

Forte d'une pratique séculaire en Orient, la méditation repose sur le principe de prendre pleinement conscience de l'instant en y reliant ses sensations, émotions et pensées.

Arrêtez-vous, fermez les yeux et observez ce qui se passe autour de vous (les odeurs, les sons, les diverses sensations). Observez alors ce qui se passe en vous, de votre respiration à vos sensations corporelles, puis le flot incessant de vos pensées. Observez tout cela, sans jugement, sans attendre ni espérer quoi que ce soit. N'empêchez rien d'arriver à votre esprit.

La méditation de pleine conscience peut nous aider à mieux percevoir quel type d'émotion notre cerveau recherche quand il nous pousse à consommer tel ou tel aliment, tel ou tel plat. Car, que ce soit inscrit dans nos gènes ou que ce soit la conséquence de nos habitudes alimentaires mises en place durant la petite enfance, nous avons chacun des sources alimentaires différentes pour apaiser telle ou telle émotion vécue péniblement ou bien pour susciter une émotion qui nous fait défaut (ou qui compenserait une émotion contraire mal supportée).

Voici un petit exercice d'initiation à cette méthode afin de vous permettre d'analyser l'utilisation non consciente des aliments pour mieux maîtriser votre état émotionnel et pour apprendre à mieux vous servir des aliments.

Installez-vous confortablement dans une pièce silencieuse où vous ne risquez pas d'être dérangé par un importun ou par la sonnerie d'un téléphone. Posez sur une table, en face de vous, les quatre aliments suivants, en faible quantité : du sel, du sucre, du chocolat noir et de la sauce piquante. Vous pouvez également utiliser des aliments sucrés, salés, gras, amers ou épicés.

Fermez les yeux. Après quelques exercices de respiration, pensez à un événement qui remonte à une semaine ou deux. Si vous avez du mal à retrouver un souvenir, pensez aux actualités et à une information qui suscite votre émoi, que ce soit une décision politique, un fait divers voire une catastrophe. Quelle émotion ressentez-vous ? Quelle qu'elle soit : joie, amertume, frustration, colère ou tristesse, concentrez-vous sur celle-ci afin de bien la définir et de bien conduire l'exercice. Mesurez votre ressenti de 0 à 10. Ensuite, prenez par exemple un morceau de sucre ou une cuillère de miel. Soyez pleinement conscient(e) du ressenti du sucre ou du miel sur votre langue, de la sensation physique. Puis songez à nouveau au ressenti en lien avec le souvenir ou l'information, et mesurez-le de 0 à 10. Reprenez du sucre et du miel. Focalisez votre esprit sur l'aliment en contact avec vos papilles. Enfin, ramenez votre esprit sur l'événement. Songez alors au ressenti, mesurez-le à nouveau. A-t-il évolué ? Est-il plus marqué ? Moins intense ?

Cet exercice mesure l'impact immédiat d'un aliment sur vos émotions, indépendamment des effets à moyen terme de ses composants sur votre physiologie, qui nécessiterait une mesure différée, en raison du temps d'action de ces mêmes composants. Il mesure l'impact lié à la valeur symbolique que votre cerveau attribue à tel aliment pour agir sur vos émotions. Par ailleurs, la valeur symbolique est aussi reliée à l'impact physiologique réel. C'est-à-dire que votre cerveau, habitué à ressentir tel effet physiologique quelques heures après la prise d'un aliment, va induire la modification émotionnelle avant même l'action de l'aliment. Cela est bien démontré, notamment avec le café qui peut induire une meilleure attention, ou bien des palpitations dès les premières minutes qui suivent la prise. En tout cas, ne vous privez pas d'utiliser les aliments consciemment pour agir sur vos émotions, que ce soit pour apaiser une angoisse primitive, mieux exprimer votre colère ou votre tristesse, vous procurer de la joie, à la condition expresse, bien sûr, de ne pas porter préjudice à votre santé. Nous verrons plus loin comment nos émotions sont induites par nos différents modes alimentaires.

LES ALIMENTS VOUS MANIPULENT

Notre relation aux aliments est à la fois sensorielle, affective et rationnelle. Elle est aussi culturelle, en fonction de notre conditionnement social et éducatif[5].

Le goût qu'un aliment nous procure est une représentation consciente élaborée à partir d'informations sensorielles (gustation, olfaction[6] et sensibilité du nerf trijumeau) et de leur interprétation apprise sous l'influence de notre milieu.

Au XXe siècle, on limitait les saveurs au sucré, au salé, à l'acide et à l'amer. Puis on a ajouté le goût métallique et l'umami[7]. On sait de nos jours que le goût est un continuum formé de multiples saveurs, variable d'un individu à l'autre. Seuls des poètes gourmets trouveraient les mots pour définir ces saveurs captées par la cinquantaine de récepteurs gustatifs et les trois cent cinquante récepteurs olfactifs activés de façon plus ou moins combinée par les différentes molécules des aliments. Le nerf trijumeau qui innerve la face est impliqué dans des sensations plus générales (piquant, pétillant, rafraîchissant, brûlant, pimenté). À tout cela s'ajoute un jugement personnel, hédonique[8], très lié à l'histoire affective et culturelle de chacun. En dehors de l'attirance innée pour le sucré (mais dont le seuil de détection varie de un à dix d'un individu à l'autre), et de la répulsion innée pour l'amer, il existe une grande variabilité d'une personne à une autre dans le domaine des capacités gustatives.

Toutefois, l'impact des aliments sur nos émotions n'est pas seulement provoqué par leurs constituants ou leurs goûts, ils agissent aussi par leur portée symbolique, c'est-à-dire par ce qu'ils représentent à nos yeux.

Chaque aliment a sa réputation. Un aliment se définit par son goût, son apparence, sa constitution (apport calorique et nutriments), mais aussi par tout ce qu'il évoque dans une époque et une culture données. Il est important de connaître l'aspect symbolique des différents aliments, car on va réagir à un aliment en fonction de ce contexte. On retrouve ce principe avec les médicaments et l'effet placebo qui fait qu'on arrive à se sentir mieux avec un produit non actif, mais en lequel on a confiance, ou dès la prise d'un médicament actif, mais bien avant qu'il ait le temps d'agir. On se laisse manipuler par la portée symbolique, sorte de mécanisme de suggestion. La suggestion est aussi utilisée dans l'hypnose. Ici, notre cerveau, convaincu par exemple que tel aliment va nous apaiser, va provoquer de lui-même l'apaisement ou nous persuader qu'on est apaisé sitôt cet aliment avalé.

La portée symbolique des aliments nous dépasse. Cela signifie que leur pouvoir suggestif est possible, même si, consciemment, on n'en connaît pas la symbolique. C'est un savoir qui nous est transmis de génération en génération, et, souvent, sans qu'on en ait conscience.

Si on demande à un échantillon d'individus représentatifs de la population, après qu'ils ont mangé de la viande rouge, s'ils se sentent : 1) plus agressifs, 2) plus calmes, 3) plus sensuels, 4) plus tristes, 5) plus joyeux, ils cocheront majoritairement la réponse 1. Alors qu'ils n'auraient pas spontanément établi ce lien avant le questionnaire. Cette croyance que la viande rouge rendrait agressif existait déjà au Moyen Âge. Elle repose peut-être sur un impact biologique observé, mais aussi sur la seule couleur du sang. Le rouge du sang exprime symboliquement à la fois la vitalité, mais aussi la violence meurtrière. Le lien symbolique entre viande rouge et agressivité est aussi fondé sur le caractère bestial et éventuellement sauvage de l'animal. Notons qu'au Moyen Âge la viande ne devait être consommée ni le vendredi, ni le samedi ni bien sûr lors des périodes de carême ou de jeûne, soit pratiquement la moitié de l'année ! Trop d'ardeur devait sembler nuisible à la société religieuse.

Quant aux viandes blanches, elles ont une portée symbolique, à connotation beaucoup moins agressive et dominatrice. Sans être perçues comme apaisantes, elles sont synonymes d'équilibre, de stabilité, de constance. Si les viandes rouges sont considérées comme « viriles », au sens guerrier du terme, les viandes blanches (volailles, lapin, veau, petits animaux) sont plus « féminines » au sens de force d'âme et d'immuabilité, de patience et de persévérance. Si les hommes chassaient le gibier et tuaient les gros animaux, les femmes ont été longtemps exclues de l'élevage du bétail, cantonnées à celui des volailles, lapins et éventuellement chèvres. Dans de nombreuses sociétés, d'ailleurs, les femmes ne consommaient que des viandes blanches.

Les poissons, à l'exception de certains poissons prédateurs comme les requins, les espadons voire les saumons ou les brochets, ne symbolisent pas la force animale, qu'elle soit morale ou physique, et encore moins la violence. D'ailleurs, beaucoup d'individus dégoûtés par la consommation de viande d'animaux à sang chaud (notamment par la dimension carnassière que cela représente pour eux) n'éprouvent aucune gêne à manger des poissons. On s'identifie beaucoup moins à ces animaux avec lesquels on ne communique pas, qui ne saignent pratiquement pas et qui, ne pouvant subsister hors de l'eau, meurent sans qu'on ait à les tuer, à l'instar de fruits et légumes qu'on cueillerait... Le poisson peut se manger pendant le carême et n'est pas associé à la violence. Ce fut longtemps la nourriture des démunis, quand la viande rouge était celle des dominants. Ainsi, dans la Grèce antique, la pêche était un métier peu honorable, réservé aux esclaves. En Occident, les seigneurs, s'ils chassaient, ne se seraient pas abaissés à pêcher.

Les poissons sont aussi symboles d'humilité, de sagesse, de retenue, de vertu, de tranquillité, de discernement, de bon sens, de décence. De nos jours, la réputation diététique du poisson qui en fait l'aliment sain par excellence, notamment les poissons gras, va dans le sens symbolique d'un pourvoyeur de sérénité et de pureté.

LES COULEURS DES ALIMENTS COLORENT VOS ÉMOTIONS

L'impact des couleurs de notre environnement sur notre état émotionnel est reconnu. Et l'impact de la couleur des aliments sur nos émotions varie aussi selon notre origine culturelle.

En effet, la symbolique des couleurs change d'une époque à l'autre, d'une culture à l'autre. Prenez le noir et le blanc. En Occident, le noir est considéré comme sérieux, dramatique, triste. Le blanc évoque en revanche la paix, la pureté et, à un moindre degré, l'optimisme. Robe de deuil en noir et robe de mariée ou de baptême en blanc. En Orient, c'est le blanc qui est la couleur du deuil. Mais faut-il y voir de la tristesse quand il annonce une nouvelle vie ailleurs ?

Les décorateurs et les publicitaires sont aux avant-postes pour l'étude de l'impact des couleurs sur les émois ressentis en présence de telle ou telle couleur. Les grands cuisiniers aussi sans doute, de façon plus ou moins consciente. Mais c'est surtout l'industrie agro-alimentaire qui a compris l'importance de la couleur de ses produits. Selon la couleur d'un même produit, les individus qui vont tester le goût vont le juger différent. Ainsi un ketchup au rouge plus foncé sera jugé plus épicé que le même ketchup au rouge plus clair. Plus un sirop de fruit sera intensément coloré, plus les enfants lui trouveront un goût plus prononcé. La perception d'un aliment va donc varier selon sa couleur. L'impact émotionnel également, même s'il faut rester prudent et, dans ce qui va suivre, considérer au conditionnel la présentation des conséquences émotionnelles de tel ou tel aliment ingéré. Des études, hélas encore bien rares dans ce domaine, nous aideraient à les définir avec plus de certitude.

Quand on mange un aliment, on n'absorbe pas seulement un ensemble de composants, mais, on l'a vu, un aspect, une matière et une couleur. Vous avez sans doute fait le constat que les jeunes enfants, notamment ceux qui commencent à diversifier leur alimentation, sont très sensibles à l'apparence, aux couleurs, comme à la consistance de ce qu'ils mettent dans leur bouche. Leur relation émotionnelle aux différentes couleurs influence leur acceptation ou leur refus de consommer tel ou tel aliment. Enfant ou adulte, qu'en est-il de l'impact de la couleur de l'aliment qu'on avale sur notre ressenti forcément subjectif ?

Le *rouge* est sans doute la couleur qui a le plus d'impact sur nos fonctions physiologiques. Elle active la circulation sanguine et exciterait les sens. C'est la couleur vers laquelle se dirigera le plus spontanément un nourrisson, aussi parce que c'est celle qui se voit le mieux à distance. Beaucoup de produits destinés aux enfants ou associés au plaisir sont rouges, jusqu'au Père Noël. Amateur de voitures de sport, un enfant (un adulte souvent aussi) la choisira souvent rouge. Même comme véhicules de tourisme, les voitures rouges sont connues par les assurances comme celles qui sont le plus sujettes aux accidents de la circulation. En état de stress, c'est la première couleur qui vient à l'esprit. L'expression « voir rouge » est parlante. Le rouge se retrouve dans certaines viandes, la charcuterie, certains fruits et légumes comme les piments, tomates, fraises, framboises, groseilles (le rouge signe la richesse en flavonoïdes qui, on le verra, stimule positivement l'humeur de façon indirecte). Le rouge est aussi la couleur de boissons comme le vin, que l'on boira avec modération, ou de jus de fruits.

Le rouge est une couleur chaude et excitante. Elle symbolise la chaleur et la vie. Ses tons sont variables comme l'intensité de son impact : entre le rouge sobre et sombre de la betterave et celui, plus vif, d'un steak saignant ou de groseilles. Le rouge favorise les états émotionnels en lien avec la joie, les passions, la chaleur humaine, la sensualité. Il éveille l'attention, la vigilance, mais aussi la réactivité, le courage, la détermination, le caractère extraverti. Il peut à l'excès induire la vivacité, la colère, voire l'agressivité.

Le *vert* est la couleur de nombreux légumes. En Occident, le vert a longtemps été associé au Malin, avant de devenir une couleur symbole de chance et de destin (tables de jeux au tapis vert, dès le XVIIe siècle), mais aussi à l'instabilité de l'espérance, de la jeunesse. De nos jours, c'est devenu le symbole de la nature qui, désormais menacée, n'apparaît plus aussi menaçante qu'autrefois, mais plutôt apaisante. D'ailleurs, le vert en décoration est globalement considéré comme réconfortant. Mais il est aussi associé à l'instabilité[9], représentant ce qui varie, ce qui se modifie, ce qui est changeant. Il est parfois associé à des éléments négatifs[10]. C'est une couleur peu attirante pour les très jeunes enfants qui sont déjà souvent rebutés par les légumes verts. Chez certains adultes, en revanche, le vert est associé à la nature et à sa pureté, symbole de vie, de croissance et d'harmonie. Un environnement vert favoriserait selon des études une respiration lente et profonde. Il rassure et détend. Le choix récurrent du vert dans l'habillement se retrouve chez les personnes sensibles au détail, prudentes, réfléchies.

Mais le vert a des nuances qui modifient son impact. Le vert pomme est plus stimulant, quand le vert olive est plus apaisant. Bref, c'est une couleur médiane qui suscite réconfort et sérénité chez certains, mais aussi turbulences émotionnelles ou variations d'humeur chez d'autres.

Le *jaune* se retrouve moins souvent dans l'alimentation, du plus terne comme celui des pâtes au plus acidulé comme pour le citron. Citons en vrac les pommes de terre, le maïs, le poivron jaune, les lentilles jaunes, les semoules. Il y a aussi pas mal de fromages (comté, gruyère, beaufort, salers). Pour les fruits : l'ananas, la mirabelle, le melon Gallia. Ajoutons le beurre, le jaune d'œuf, certains miels. Et les accompagnements que sont la moutarde et le safran. Il est loin le temps où le jaune avait mauvaise réputation en Occident et était associé à la félonie ou à la maladie. On ne franchit plus la ligne jaune qui est désormais blanche, en revanche, le maillot du Tour de France est toujours jaune. C'est aujourd'hui une couleur qui symbolise la vitalité, en lien avec le soleil et le printemps. Il signale l'opulence, la richesse, pas seulement le jaune d'or du miel, mais le jaune du blé, du maïs et d'autres céréales. Le jaune symbolise aussi la lumière, l'insouciance, la jeunesse. Il capte l'attention. Pas étonnant alors que les enfants ne rechignent pas à manger les aliments jaunes avec lesquels ils se sentent bien, en concordance.

Quel est l'impact de l'absorption d'un aliment de couleur jaune ? Encore une fois, il est variable, mais le jaune en décoration a pour fonction de mettre de bonne humeur, de rendre gai et de stimuler. Le jaune augmenterait ainsi l'assimilation de nouvelles idées. Il rendrait créatif. Il éveillerait la concentration, le jugement, la mémoire et aiderait à la prise de décision. Voilà qui pourrait nourrir quelqu'un en panne d'inspiration ou un élève en manque de motivation pour un travail scolaire : soupe de tomate jaune, croque-monsieur aux jaunes d'œufs, poivron jaune farci, tarte au citron, risotto aux moules et au safran.

Le *blanc* est la couleur du lait et des produits laitiers. Mais au lait s'ajoutent le sel, le sucre de betterave, le riz blanc, le blanc-manger, la meringue, le lait et la chair de noix de coco.

Symbole de pureté et d'innocence, le blanc renvoie au lait que l'on donne au nourrisson, à la pureté de la neige, à la couleur supposée des anges en Occident. Les yaourts nature, blancs, ont la portée que connaissent bien les publicitaires qui associent toujours les produits laitiers avec des images de jeunesse, de santé, d'hygiène, de clarté et de pureté. Le blanc d'œuf renvoie aussi à l'innocence du futur nouveau-né. Quand on mange du blanc, on a le sentiment de mettre du bon, du pur et du propre en soi. Il a un effet apaisant, rassérénant. Pourtant il est parfois, chez certains individus, source d'inquiétude. Ceux-là mêmes qui se méfient des produits laitiers. Ont-ils gardé de l'enfance, à laquelle cette couleur reste liée, de mauvais souvenirs ? En tout cas, sans doute y associent-ils la stérilité, l'ennui, la solitude, la froideur qu'induit parfois cette couleur qui évoque aussi l'au-delà.

Mais il est temps d'entrer dans le cœur de notre sujet et de commencer à faire connaissance avec les aliments et les plats qui peuvent faire du bien à votre cerveau. Nous découvrirons les aliments qui luttent contre la déprime, qui apaisent les troubles anxieux, les troubles du sommeil, qui stimulent ou calment la libido, qui aident nos enfants à bien réussir à l'école, mais aussi les aliments conseillés ou pas en cas de trouble envahissant du développement (autisme) ou encore les aliments qui luttent contre les troubles de la mémoire et le déclin intellectuel. Auparavant, voici quelques boissons, aliments ou nutriments stars qui se retrouvent dans ces différentes indications.

LE CAFÉ ALLUME LE CERVEAU

Un livre entier pourrait être consacré aux retentissements du café sur l'individu. Ils sont variables selon les quantités absorbées et selon le type de café utilisé.

Il existe une grande variété de cafés, et la différence entre robusta et arabica n'est pas le seul point qui les distingue. Enfin, les réactions émotionnelles à la suite de la consommation de café sont très mouvantes d'un individu à un autre, et, sans doute, chez une même personne, entre les différentes périodes de son existence. En effet chacun réagit différemment à la caféine et aux autres composants du café.

Le café, essentiellement à cause de la caféine qu'il contient, a des effets stimulants sur le plan physique et intellectuel en agissant sur les neurotransmetteurs du système nerveux central.

La caféine pénètre tous les tissus y compris le cerveau et son pic de concentration est atteint environ une heure après l'ingestion de la boisson. Il est démontré qu'une consommation faible à modérée de café contribue à améliorer certaines fonctions cognitives[11] (intellectuelles). La cognition, ou l'élaboration de la pensée, est un phénomène complexe, mettant en jeu de nombreux processus : la mémoire, l'attention, les fonctions exécutives (raisonnement, planification, décision, etc.). Le café contribue à améliorer certaines de ces fonctions, mais à court terme, le temps que dure l'effet est habituellement de quelques heures. La caféine augmente également la concentration et l'attention. Elle diminue les temps de réaction et améliore l'exécution des tâches simples. Elle facilite certaines formes d'apprentissage et améliore la mémoire dite de travail, qui consiste à retenir, dans un flot d'informations, celles qui seront utiles à l'accomplissement d'une tâche secondaire. De plus, elle renforce la vigilance, mais aussi l'impulsivité des consommateurs. Soixante milligrammes de café renforcent les facultés cognitives et permettent de résister un temps contre la fatigue. Il faut savoir qu'un expresso contient environ 90 mg de caféine. La variété robusta en contient deux fois plus que l'arabica, pour un même poids. Toutefois, les habitués devront augmenter de quatre à cinq fois leur dose, car il existe un phénomène d'accoutumance chez les grands consommateurs qui doivent en prendre toujours plus pour obtenir l'effet des premières prises. Attention alors aux risques courus par une trop forte consommation.

Le café a également un effet positif contre certaines migraines, et il aurait une action de prévention des maladies dégénératives du cerveau !

En ce qui concerne la maladie d'Alzheimer, les résultats des études sont actuellement mitigés. En revanche, ils sont très encourageants au sujet de la maladie de Parkinson qui induit des troubles neurologiques et émotionnels graves. Le café préviendrait la maladie de Parkinson dès la dose de 100 mg par jour. De plus, le potentiel de prévention augmente avec la dose (mais les effets secondaires aussi...). Plus on prend de caféine, plus le risque de développer la maladie diminue. En 2002[12], une méta-analyse incluant plusieurs études a en effet mis en évidence que le risque de souffrir de la maladie de Parkinson était plus élevé chez ceux qui ne buvaient pas de café par rapport à ceux qui en prenaient régulièrement. Des études ultérieures ont confirmé cet effet. Une consommation de 300 mg par jour de caféine entraîne une réduction de 25 % du risque d'avoir la maladie de Parkinson ! Chez les femmes, la relation existe, mais elle est moins forte, sans doute en raison des hormones de substitution que beaucoup de femmes prennent après la ménopause et qui interfèrent avec l'effet protecteur de la caféine. Pour ceux qui s'intéressent aux explications biochimiques, l'hypothèse est que la caféine agit sur les récepteurs de l'adénosine[13] A1 et A2A qui jouent un rôle central dans les causes de la maladie de Parkinson.

Qu'est-ce que l'adénosine, sur les récepteurs de laquelle la caféine agit une heure à deux heures après qu'on a bu notre tasse ? L'adénosine se trouve partout dans notre corps. Dans le cerveau, sa concentration croît en cas de stress, par exemple lors de périodes de nuits blanches, de mauvaise oxygénation et de problèmes de bonne circulation sanguine dans le cerveau. Elle va alors protéger le cerveau en danger en supprimant l'activité des neurones et augmenter la circulation sanguine. Elle va activer des récepteurs au niveau du cortex pour déclencher un endormissement. La caféine, en neutralisant certains récepteurs, aura au contraire un effet d'éveil sur l'activité cérébrale. Or, dans la maladie de Parkinson il a été démontré que l'inhibition des récepteurs de l'adénosine A2A (action de la caféine) non seulement diminue la perturbation de circulation sanguine, mais révèle aussi une activité neuroprotectrice, ce qui pourrait empêcher ou stopper la progression de la maladie.

La caféine améliore aussi la mémoire de reconnaissance, ce qui est intéressant pour prévenir et soigner le déclin cognitif. Cet effet positif pourrait être causé par l'augmentation d'une protéine qui est un facteur neurotrophique du cerveau. La protéine BDNF est impliquée dans la survie des neurones et encourage la croissance comme la différenciation de nouveaux neurones. L'amélioration de la mémoire est aussi due à l'augmentation (grâce à la caféine) de TRkB. Ce facteur est une enzyme qui régule la force et la plasticité des neurones dans le système nerveux, notamment au niveau de l'hippocampe, siège de la mémoire.

Néanmoins, le café peut aussi entraîner des comportements agressifs et provoquer ou aggraver le niveau d'anxiété d'un individu, quelle que soit la façon dont l'anxiété s'exprime chez lui. Il peut s'agir d'un état d'hypervigilance ou de tensions nerveuses, un état de stress plus ou moins justifié. Chez certaines personnes très sensibles, ou en cas de surdose, cela peut aller jusqu'à provoquer des crises de panique[14]. Une attaque de panique est une crise d'angoisse aiguë qui survient brutalement et qui dure de quelques minutes à quelques heures. Apparaît alors une sensation de peur intense (peur de mourir, de devenir fou) avec le sentiment d'une perte de contrôle sur soi-même. Des sensations physiques pénibles accompagnent ce sentiment de peur, et sont alors un facteur aggravant. Il s'agit de palpitations, de sueurs, de tremblements, de difficultés respiratoires, de douleurs, etc. Chez une personne psychotique (en rupture avec la réalité), cela peut favoriser l'apparition de délires. Aussi le café et les boissons énergisantes riches en caféine sont classiquement déconseillés aux personnes souffrant d'insomnie et de troubles anxieux[15]. Notons cependant qu'à petites doses la caféine peut aussi réduire certains états anxieux, notamment certaines phobies sociales (forme pathologique de timidité), d'anxiété devant la performance (peur lors des épreuves scolaires) ou liées à un état d'inhibition.

De plus, le café est aussi un moyen de lutte contre certains symptômes de la dépression[16]. Son effet sur l'humeur varie avec l'âge comme avec le moment de la prise dans la journée. Dans ce but, il est conseillé d'en prendre plutôt le matin.

Le café est déconseillé aux femmes enceintes, en tout cas contre-indiqué à des doses supérieures à 300 mg par jour, car cela accroît le risque de fausse couche et celui d'avoir un bébé de petit poids. En revanche, il n'y a pas d'augmentation de risque de malformations avéré.

J'utilise quelquefois le café dans la prise en charge des troubles déficitaires de l'attention et j'obtiens de bons résultats. Cela évite de prescrire les médicaments type Rétaline®, Concerta® ou Quazim® qui ne sont pas dénués d'effets indésirables justifiant qu'ils soient prescrits selon des normes strictes (ordonnances sécurisées, contrôle des prescriptions). Ces médicaments sont des dérivés des amphétamines. Ce sont donc de puissants stimulants qui sont prescrits pour corriger le déficit attentionnel et l'hyperactivité qui est souvent associée. Or le café est un stimulant connu pour augmenter l'attention chez tout un chacun sauf quand il déclenche de l'anxiété, à l'instar des médicaments cités plus haut. La plupart d'entre nous avons du mal à dormir après avoir pris du café, mais c'est moins le cas des personnes hyperactives qui peuvent boire du café en fin de journée. Ces personnes qui sont « du soir » peuvent améliorer leur hyperactivité grâce au café.

Mais attention, le café peut aussi conduire à un état de dépendance. La caféine principalement consommée sous forme de café et de thé, voire de boisson au cacao est la substance psychoactive la plus communément utilisée dans le monde avec une consommation mondiale estimée à 120 000 tonnes par an. La privation de caféine à court terme chez les utilisateurs réguliers peut provoquer un état de manque avec des symptômes de sevrage[17] (maux de tête, fatigue, difficulté de concentration, irritabilité, humeur anxieuse, voire un état dépressif ou des troubles psychosomatiques proches du syndrome grippal, avec nausées et douleurs musculaires).

Le sevrage à la caféine est si bien reconnu qu'il vient d'être inscrit récemment dans le *DSEM* (manuel américain des diagnostics et de statistiques des troubles mentaux), considéré comme la bible dans ce domaine, et a conduit à la réactualisation de son diagnostic dans la classification internationale des maladies et problèmes de santé de l'OMS[18].

L'apparition de ces symptômes survient entre douze et vingt-quatre heures après le sevrage de caféine, avec un pic entre un et deux jours, et sur une durée de deux à neuf jours. La sévérité de ces signes augmente avec la quantité quotidienne de café ingérée habituellement, mais certaines personnes en présentent aussi après l'arrêt d'une simple tasse quotidienne. La crainte des symptômes de sevrage comme la recherche des effets stimulants expliquent la dépendance. Le sevrage reste possible en diminuant très progressivement la dose de café quotidienne, puis en utilisant des produits décaféinés.

Ce n'est pas uniquement la caféine qui agit quand nous buvons du café. Son incidence émotionnelle est aussi due à sa valeur symbolique. Si vous servez du café à certaines personnes sans dire qu'il est décaféiné, elles vont ressentir tous les effets habituels du café. Ces effets peuvent être augmentés si plusieurs tasses[19] sont consommées.

Enfin, coupons court à une légende urbaine : non, le café ne fait pas baisser le taux d'alcool dans le sang et ne baissera donc pas votre taux d'alcoolémie en cas de contrôle routier ! À consommer en cas de « gueule de bois », oui, mais seulement pour lutter contre les maux de tête et la somnolence.

Le thé contient, quant à lui, de la théine. Mais théine et caféine sont identiques. C'est seulement le nom qui change. Les effets sont les mêmes, maintien de l'éveil et stimulation de l'attention. La concentration de théine varie en fonction des types de thé et du degré d'infusion. En règle générale, le thé est trois fois moins concentré que le café.

Un autre aliment star, aux vertus thérapeutiques pour le psychisme, qui, comme le café, peut se boire, mais surtout se manger : le chocolat.

LE CHOCOLAT, C'EST LA PANACÉE !

Est-il vraiment bon pour le moral ?

« Qu'est-ce que la santé ? C'est du chocolat ! » proclamait le célèbre gastronome Jean Anthelme Brillat-Savarin (1755-1826), il le présentait comme la panacée, le remède universel. Un siècle plus tôt, la marquise de Sévigné recommandait déjà les vertus du chocolat sur l'humeur : « Prenez du chocolat afin que les méchantes compagnies vous paraissent bonnes », écrivait-elle dans une de ses fameuses lettres. Le livre de la genèse de la civilisation maya, quant à lui, attribuait aux dieux la découverte du cacao.

Il est courant de penser aujourd'hui que le chocolat a un effet important sur l'humeur. Chez la plupart des individus, il réduit les tensions psychologiques, diminue le stress et accroît les sensations agréables. Vous-même l'avez sans doute constaté. Alors, comme beaucoup, vous serez tenté de prendre du chocolat en cas de fatigue, de contrariété, d'ennui, de tristesse, de stress.

Pourtant, une étude américaine est venue contester cette affirmation que le chocolat remontait le moral.

Observons de plus près cette étude contrariante, publiée dans *Health Psychology* par Traci Mann, professeur de psychologie de l'université du Minnesota. Sa lecture est simple. Trop, sans doute. Cent personnes (c'est peu) ont dû citer trois aliments réconfortants qui les aidaient à se sentir mieux quand elles n'avaient pas le moral. Le chocolat a été cité majoritairement par 26 % d'entre elles, devant la glace (18 %) et les cookies (n'oublions pas que l'étude est réalisée aux États-Unis…).

Trois quarts d'entre elles se sont déclarées certaines qu'elles se sentiraient mieux, après un coup de blues, si elles mangeaient un aliment réconfortant. Pour les besoins de l'étude, les participants ont regardé plusieurs scènes tristes ou angoissantes de films tels que *Le*

Choix de Sophie ou *Armageddon*. Après avoir reconnu que le film les avait angoissés ou attristés, ils ont été invités à déguster leur aliment favori. L'expérience a été renouvelée, c'est-à-dire que les personnes ont revu les mêmes scènes, mais, cette fois, elles ont dû, après la projection, manger autre chose que leur aliment de réconfort (une barre de céréales, par exemple) ou bien ne rien manger du tout.

Dans les deux cas, avec leur aliment de réconfort ou un autre, les participants ont trouvé leur moral amélioré. L'étude en conclut que les aliments dits de « réconfort » ne sont pas plus efficaces que d'autres et que, même sans aliment, les émotions négatives finissent par se dissiper naturellement et aussi rapidement. Toutefois, ces résultats me paraissent critiquables en différents points. D'abord, en raison du faible nombre de participants. Ensuite, on n'a mesuré qu'un seul type d'émotion négative, celle induite par un film triste, et encore, on a comparé l'effet après une première vision des scènes et après un revisionnage des mêmes scènes. Enfin, le contexte de vie réelle dans lequel les personnes mangent des aliments de réconfort n'est pas pris en compte. Par ailleurs, d'autres études conduites sur le même mode ont abouti à des conclusions différentes. Ainsi, une étude publiée en 2011 dans la revue *Psychologycal Science* concluait que manger de la soupe de poulet (aux États-Unis, ce plat est très apprécié) soulageait d'un sentiment de solitude.

D'autre part, les impacts d'aliments à l'instar du chocolat, s'ils peuvent être immédiats à court terme – ce que ces études cherchent à mesurer –, ont aussi vraisemblablement une action sur le moyen et le long terme, du fait du mécanisme d'action différée de ces nutriments. Alors, quoi qu'en disent certains rabat-joie, on peut continuer à affirmer que le chocolat, parmi ses divers effets, améliore l'humeur.

A. Scholet[20], qui a travaillé sur différentes études traitant de l'effet favorable du chocolat sur le moral, l'a démontré. La combinaison de ses constituants, flavonols et méthylxanthines, expliquerait cet effet positif. Ses caractéristiques organoleptiques joueraient aussi un rôle. Une substance organoleptique est capable d'affecter un récepteur sensoriel. Les caractéristiques organoleptiques du chocolat sont donc tous les aspects sensoriels qui le composent, que ce soit le goût, l'odorat, la vue (la simple observation d'un beau gâteau au chocolat par exemple fait du bien au moral) mais aussi, pour certains, le toucher (sa texture) voire l'ouïe (le craquement d'un carré sous les doigts ou sous les dents pour les plus sensibles). Connaissant le lien qui existe entre la sensorialité et les émotions, cela participe à la portée symbolique du chocolat en lui-même qui est un aliment associé à la fête. En Occident, il fut réservé pendant deux à trois siècles aux castes élevées de la société, et n'oublions pas qu'il fut considéré par les civilisations amérindiennes qui le découvrirent comme une boisson des dieux destinée à donner la vie.

Sur un plan purement biologique, si le chocolat est si actif sur les centres émotionnels, il le doit beaucoup à ses flavonols (notamment les épicatéchines et les procyanidines). On sait moins que le chocolat améliore aussi certaines fonctions intellectuelles, à l'instar du café, pour son pouvoir stimulant, entre autres, de l'attention. Toutefois, malgré toutes les observations, ses mécanismes d'action restent en partie méconnus et d'autres recherches se poursuivent.

Notons, car c'est important, que le chocolat entier est bien plus efficace que ses constituants pris isolément. D'ailleurs, d'une manière générale, on constate que les aliments consommés tels quels sont plus efficaces que leurs constituants pris isolément, que ce soit dans le cadre de compléments alimentaires ou de supplémentations industrielles. Il y a un effet qui est lié à la combinaison même des éléments actifs.

En 1994, Michener et Rozin ont mené une expérience importante, qui a montré que les facteurs sensoriels associés à la consommation de chocolat produisent des envies de chocolat plutôt que celles de substances psychoactives. On a donné aux participants des boîtes qui contenaient soit du chocolat au lait, soit du chocolat blanc, soit des capsules de poudre de cacao ou du chocolat blanc associé aux capsules de cacao. Ils devaient manger le contenu d'une boîte quand ils avaient une envie de chocolat. Fait intéressant, seul le chocolat au lait pouvait atténuer leur désir pour le chocolat, pas les capsules de cacao. Le chocolat blanc n'a pas été aussi efficace que le chocolat au lait, y compris en y ajoutant des capsules de cacao. La poudre de cacao ne pouvait pas satisfaire l'envie de chocolat. Le goût unique et la sensation du chocolat dans la bouche sont à l'origine de l'envie de chocolat. Par conséquent, c'est le chocolat dans son entité et non ses simples composants, si actifs soient-ils, qui est un activateur positif de l'humeur.

Pour autant, une fois l'envie satisfaite, l'action des constituants est essentielle. L'une des molécules miracle du chocolat est l'épicatéchine. Cette substance miracle est un flavonoïde. Les flavonoïdes sont notamment les pigments responsables des colorations des fleurs et des fruits. Ils couvrent une large gamme de couleurs allant du rouge à l'ultraviolet en passant par le jaune.

En dehors du cacao, on trouve de l'épicatéchine également dans le thé et le vin ainsi que dans quelques fruits et légumes. Mais inutile de vous jeter sur votre tablette de chocolat au lait riche en graisse et en sucre, car sa concentration y est infime. C'est dans le chocolat noir que vous en trouverez le plus abondamment. En effet, l'épicantéchine donne son goût amer au cacao pur, les fabricants l'enlèvent donc pour les chocolats doux.

Le chocolat, un aide-mémoire

Les flavonoïdes présents dans les fèves de cacao améliorent également la mémoire qui est en lien constant avec la zone de nos émotions. Notamment chez les personnes âgées qui déclinent en raison de changements dans une zone de leur cerveau, joliment appelée le gyrus dentelé. Cette petite région est située dans le cerveau dit émotionnel qu'est le système limbique. C'est en tout cas ce qu'ont démontré des scientifiques du département médical de l'université Columbia[21].

Cette perte des capacités mnésiques nous concerne tous dès la cinquantaine et n'a rien à voir avec une éventuelle maladie d'Alzheimer. On a comparé deux groupes. L'un avec un régime comprenant un apport très élevé en épicatéchine pendant trois mois (l'équivalent d'une quantité de 100 g de cacao par jour). Et un autre, avec un régime pauvre en épicatéchine durant la même période. Les résultats sont visibles sur les imageries cérébrales. On y voit une augmentation de la circulation dans la zone du gyrus dentelé des personnes qui ont reçu un régime riche de ce flavonoïde. Les tests de mémoire montrent que ceux qui ont bénéficié d'un régime riche en épicantéchine ont vu leur performance de mémoire s'améliorer. Un individu de 60 ans retrouverait la mémoire d'un individu de 30-40 ans ! Mais d'autres études devront confirmer ces résultats et, attention, manger autant de chocolat noir par jour n'est pas conseillé.

Un pansement de l'âme et du corps

Le chocolat, en jouant aussi sur nos émotions positives, a également le pouvoir de dilater nos artères[22]. Cette action améliore la circulation du sang et l'oxygénation des tissus, favorisant ainsi un mieux-être général et moral en particulier. C'est sans doute l'action conjuguée des deux flavonoïdes, l'épicantéchine et la catéchine présentes dans le cacao et donc dans le chocolat noir, qui diminue l'activité d'une enzyme responsable de la constriction des vaisseaux (NADPH oxydase).

En raison du stress, certaines personnes subissent notamment des inflammations des parois de l'intestin. Si vous en faites partie, vous savez que ces inflammations peuvent déclencher des troubles du transit ou des douleurs abdominales. Or le chocolat noir a, de façon indirecte, un effet anti-inflammatoire sur les intestins[23]. Et cela, grâce à une action conjuguée avec de « gentilles » bactéries naturellement présentes au cours de la digestion. Ces bactéries lactiques acides qui, après vous, se régalent du chocolat noir le font donc fermenter, ce qui produit localement des composants anti-inflammatoires. Ainsi le chocolat va-t-il soulager l'inflammation intestinale, que celle-ci soit liée au stress ou à d'autres facteurs, et calmer les douleurs ou les troubles du transit.

Une drogue ?

« La force, c'est de pouvoir casser une barre de chocolat en quatre et de n'en manger qu'un carré », écrit la romancière et psychanalyste américaine Judith Viorst. Quant à Sandra Boynton, auteur pour la jeunesse, elle se demande si le chocolat contredit le principe du libre arbitre, tant il emprisonne nos sens. Vous avez sans doute dans votre entourage des personnes qui se déclarent « accros » au chocolat. Ce sont en majorité des femmes. Cela a d'ailleurs conduit des chercheurs à vérifier si les composants psychoactifs du chocolat pouvaient entraîner une dépendance, à l'instar d'une drogue.

L'anandamine stimule le cerveau, comme le cannabis. La caféine, et dans une moindre mesure la théobromine, peuvent être aussi addictogènes dans une recherche de stimulation. La tyramine et la phényéthylamine également contenues dans le chocolat ont des effets proches de ceux des amphétamines, bien connues pour la dépendance qu'elles provoquent. Cependant, les concentrations de ces substances sont si faibles que la probabilité qu'elles soient susceptibles d'induire une dépendance reste sujette à caution. En effet, pour la phényléthylamine donnée isolément, il en faudrait deux grammes pour induire un effet antidépresseur. Or une barre de chocolat de cinquante grammes ne contient qu'un tiers de milligramme ! Néanmoins, il est question ici de l'aliment entier avec une combinaison singulière de produits actifs qui interagissent entre eux et de concert. De surcroît, je ne suis pas le seul médecin à avoir constaté combien certains individus peuvent être particulièrement réactifs à des produits psychotropes (qui agissent sur le psychisme) pour des doses considérées comme inefficaces sur le plan thérapeutique. Michener et Rozin, on l'a vu, ont montré que ce sont les facteurs sensoriels associés à la consommation de chocolat qui produisent les envies de chocolat, plutôt que de simples substances psychoactives. On peut alors aussi parler de dépendance psychique, et pas seulement physique.

Le chocolat fait maigrir en baissant la culpabilité

La culpabilité est une émotion qui favorise ce que j'ai nommé les « kilos émotionnels ».

En effet, se sentir coupable pousse à manger davantage dans une tentative d'étouffer cette sensation par un plaisir oral ou, au contraire, de l'accompagner en se punissant. Quand on suit un régime, il arrive souvent de craquer, et la culpabilité ressentie alors augmente le risque de renoncer à ce régime.

Le chocolat, riche en sucre et en graisse, est déconseillé dans la plupart de ces régimes. De plus, sa puissance d'attraction explique que l'on va plus facilement céder à la tentation d'un dessert au chocolat qu'à un autre. Pourtant, le chocolat est habituellement perçu favorablement par notre esprit. On le considère comme un aliment associé à des valeurs familiales et joyeuses. Or ceux qui justement le perçoivent ainsi ressentent moins de culpabilité à en consommer et, de fait, prennent… moins de poids ! C'est ce que deux chercheuses de l'université de Canterbury, en Nouvelle-Zélande, sont parvenues à démontrer[24].

Sur l'ensemble des trois cents volontaires souhaitant maigrir, un quart d'entre eux ont ressenti de la culpabilité lorsqu'ils consommaient du chocolat, quand les trois quarts restants l'associaient à la fête et à la jouissance pure, sans remords. Or, un an et demi plus tard, nos chercheuses ont fait le constat que ceux qui associaient le chocolat à la culpabilité avaient en moyenne pris du poids. Tandis que ceux qui liaient le chocolat à la fête n'en avaient pas pris, voire en avaient perdu. La culpabilité est un facteur de démotivation de perte de poids. Les aliments « interdits » pendant un régime ont des conséquences négatives, différentes sur le poids en cas de dérapage, selon leur portée symbolique et les émotions qui leur sont associées.

L'ALCOOL MASQUE NOS PEURS, MAIS LES FAIT DEVENIR RÉALITÉ

L'alcool est-il un aliment ?

Si ses méfaits se sont plus mis en doute, il était considéré jusqu'au milieu du XXe siècle comme un aliment. À telle enseigne qu'on en trouvait dans le biberon des nourrissons qu'il était censé fortifier. C'est son apport énergétique, sept calories au gramme, qui le faisait considérer comme un aliment par les scientifiques d'alors. Certes, ces calories sont utilisées pour la thermogenèse, c'est-à-dire le réchauffement du corps, mais la dilatation des vaisseaux que l'alcool occasionne fait perdre cette chaleur produite. En revanche, l'alcool est incapable de constituer des réserves, il n'est pas un levier pour provoquer un travail musculaire et ne favorise aucunement les échanges cellulaires.

Pourtant, l'alcool fait partie de l'alimentation, que ce soit pendant ou en dehors des repas. L'alcool est l'abréviation d'alcool de vin. Et, jusqu'en 1956, on en servait dans les cantines scolaires ! C'est une circulaire du ministre de l'Éducation nationale qui l'interdit alors pour les moins de 14 ans !

Le mot alcool est le synonyme du nom savant d'éthanol, qui est l'alcool le plus commun produit par la fermentation alcoolique. Un alcool est synonyme de boisson alcoolisée, c'est-à-dire une boisson (fermentée, macérée, distillée ou autre) contenant un certain pourcentage d'éthanol. Les autres composants contenus dans les boissons alcooliques sont très nombreux : sucres, vitamines, éléments minéraux, substances volatiles, phytoestrogènes. La teneur en glucides se révèle très variable : nulle dans le vin rouge, non négligeable dans les bières, elle peut atteindre deux cents grammes par litre dans certaines liqueurs.

L'alcool que l'on consomme est d'origine agricole (raisins, canne à sucre, autres fruits, seigle, betteraves, malt pour le whisky). C'est la fermentation des sucres contenus dans les fruits, les grains ou les racines qui produit l'alcool. Indépendamment des boissons alcoolisées, l'alcool se retrouve dans bien des plats, car les recettes à base d'alcool ne manquent pas (daube de bœuf de façon provençale, épinards au martini blanc, cailles au vin rouge ou calamars farcis à l'amaretto, etc.). Or, contrairement à une idée reçue, les molécules d'alcool ne disparaissent pas totalement à la cuisson. Selon le ministère américain de l'Agriculture, si l'on fait flamber de l'alcool (par exemple, des bananes au rhum), il en restera encore trois quarts après cuisson. Faire cuire un plat à feu doux pendant quatre-vingt-dix minutes préservera 20 % de l'alcool ajouté au début. Faire mijoter deux heures de plus (par exemple un ragoût de bœuf au vin rouge) en laissera subsister encore 5 à 10 %. Les risques aujourd'hui avérés pour la santé font que chaque pays a une législation qui contrôle la vente et la consommation de ces boissons.

L'alcool a probablement été découvert par les hommes préhistoriques sédentarisés à l'occasion de fermentations naturelles de produits alimentaires. Dans l'Antiquité, l'alcool est volontiers associé au sacré, car il conduit à l'extase mystique. Selon la Bible, c'est Noé qui aurait planté la première vigne, et d'ailleurs il n'hésite pas à s'enivrer de son produit.

En Occident, les boissons alcoolisées restent aujourd'hui très présentes à l'occasion des repas, au quotidien pour certains (entre 10 et 15 % de la population française) ou de façon plus ponctuelle. Le degré d'alcool varie selon le type de boissons (de 0 à 15 degrés pour les bières, de 8 à 20 degrés pour les vins et à partir de 15 degrés pour les spiritueux : cognac, brandy, vodka, Bénédictine, rhum, ou autres) pouvant aller jusqu'à 70 degrés.

L'impact délétère de l'alcool sur l'organisme est connu. Chez la femme enceinte, il entraîne des lésions irréversibles sur le futur bébé. Même à dose modérée, l'alcool accroît le risque de survenue de plusieurs cancers. L'alcool occasionne aussi des cirrhoses du foie, des pancréatites et, à long terme, des polynévrites.

Médicalement, on considère que la consommation d'alcool n'est plus modérée, mais devient dangereuse au-delà de trois verres par jour pour un homme et deux verres pour une femme. Mais c'est son impact sur le psychisme et les émotions qui nous intéresse ici. Ces effets sont pour certains recherchés et sont à l'origine de l'appétence pour les boissons alcoolisées. Ils sont aussi à l'origine, en plus de l'impact sur la santé physique, de la réglementation sur la consommation d'alcool.

L'alcool agit sur le système nerveux central, autrement dit le cerveau, et ce dès les premières minutes d'absorption.

Il diminue la capacité de jugement et la rapidité de décision, ce qui a pour conséquence de régresser moralement et de moins « s'en faire ». Il entraîne une levée partielle des inhibitions (gêne, honte), bref, il supprime en partie le sentiment de culpabilité.

Il provoque l'euphorie et une surestimation de soi. Il a aussi un effet anesthésique, on ressent moins les douleurs sous alcool (il était d'ailleurs utilisé à cet usage par les chirurgiens d'antan).

Il occasionne une amnésie immédiate, état recherché pour chasser les idées noires. L'effet immédiat (plusieurs verres au cours d'une soirée par exemple) peut être à l'origine d'un black-out, un vide de la mémoire immédiate, un oubli complet ou partiel des événements survenus pendant la période de beuverie. Mais, sur le long terme, l'alcool a aussi un effet négatif sur la mémoire, notamment du fait de la réduction de l'absorption par les intestins de la vitamine B1 qu'il induit.

Sous l'emprise de l'alcool, on va exprimer ses sentiments avec beaucoup moins de retenue et souvent plus intensément.

L'alcool entraîne de surcroît un état de somnolence, mais perturbe le sommeil profond. En effet, si boire de l'alcool une heure avant d'aller se coucher réduit la phase d'endormissement, cela conduit aussi à écourter les séquences de sommeil profond qui sont les plus importantes de la nuit.

Enfin, et surtout, l'alcool est le plus vieil anxiolytique du monde. Mais le revers de la médaille, c'est qu'après avoir dans un premier temps apaisé l'anxiété, il provoque ensuite, une fois les vapeurs d'alcool dissipées, un effet rebond qui, quelques heures plus tard, peut déclencher une recrudescence de l'anxiété.

De même, s'il a un effet antidépresseur immédiat (par l'oubli, l'euphorie et la surestimation de soi), sur le long terme, l'alcool est connu pour être dépressiogène, c'est-à-dire qu'il favorise un état dépressif. L'alcool a donc un effet désinhibiteur, anxiogène et dépresseur. Il va aussi aggraver les troubles psychiques préexistants et peut entraîner des ivresses pathologiques (folie, agressivité, violence). Ces effets sont à la base de la dépendance à l'alcool.

La dépendance à l'alcool s'observe sur la tolérance au produit alcool, c'est-à-dire la nécessité d'augmenter la dose progressivement pour maintenir l'effet recherché. Elle s'observe aussi sur le syndrome de sevrage, en l'occurrence les effets physiques et psychiques pénibles qui résultent de l'arrêt de la consommation et poussent à en reprendre. La dépendance psychique caractérise cette impossibilité de se passer d'alcool, malgré les problèmes posés par sa consommation et l'impact sur le quotidien (temps passé à s'en procurer, conséquences économiques, familiales, sociales). C'est la nostalgie du plaisir procuré par les prises précédentes qui pousse à une nouvelle consommation. La dépendance physique se caractérise, dans ses formes mineures, par des nausées, des maux de tête, une agitation, des tremblements, des sueurs, de la fièvre, des symptômes d'anxiété voire dépressifs, des troubles de la concentration. Dans les formes d'alcoolisme sévère, l'arrêt entraîne des crises d'épilepsie avec ou sans hallucinations.

Dès l'Antiquité, l'alcool avait la réputation d'améliorer les performances sexuelles. Certes, l'alcool a un effet désinhibiteur, enlève un certain nombre de peurs ou de retenues liées à la timidité et à l'éducation. L'alcool peut de ce fait augmenter l'excitation psychologique. Cependant l'alcool a un effet sédatif sur l'appareil sexuel et diminue la réactivité sexuelle physique.

Plus anecdotique, mais en lien avec notre sujet, l'alcool a aussi un impact sur ce que l'on mange. Comme il supprime les inhibitions, on vient de le voir, il pousse à manger avec excès quand on a tendance à réguler son alimentation, et, en majorité, des aliments gras. D'où, en premier lieu, une augmentation du poids, qui n'est pas seulement due à l'apport calorique strictement lié à l'alcool[25]. Sous alcool, on « craque » plus facilement pour la *junk food.* Une fois ivre, le cerveau n'est plus réceptif aux signaux de contrôle de la faim. En règle générale, on mange moins sainement les jours où l'on boit de l'alcool. On va davantage consommer des matières grasses saturées et mono-insaturées et plus de protéines (pour les hommes). En revanche, on mangera moins de fruits et de légumes verts.

Si l'alcool est néfaste pour la sexualité, les deux aliments stars du bien-être mental que sont le café et le chocolat sont par ailleurs volontiers indiqués, mais à dose raisonnable, dans les problèmes de libido, particulièrement chez l'homme.

C'est l'occasion de nous intéresser à la façon d'agir sur la libido, la vôtre ou celle de votre partenaire, grâce à l'alimentation, et ce loin des mythes et autres idées reçues, tout en n'accordant de crédit qu'à ce qui est scientifiquement démontré de nos jours.

2

Bien dans son assiette, bien dans sa libido

BANANA SLIP

Parmi les divers effets que l'alimentation stimule, l'ardeur et le désir sexuels sont couramment recherchés, notamment par les hommes, mais aussi, et de plus en plus, par les femmes.

Une alimentation adaptée peut aider non seulement à être plus performant (attente majoritairement masculine) mais surtout à être plus désirant(e) et à se montrer plus sensuel(le). La sensualité est une aptitude aux plaisirs des sens. Sensibilité particulière portée aux plaisirs charnels et amoureux, dans le but d'en procurer comme d'en éprouver. D'ailleurs, indépendamment des effets physiologiques de certains aliments sur l'activité libidinale, la sensualité a culturellement, symboliquement et sans doute aussi sur le plan hormonal des liens forts avec la gourmandise. En effet, il existe de nombreuses concordances, aussi bien chez les hommes que chez les femmes, entre les envies alimentaires et les envies sexuelles. Il n'est pas rare d'ailleurs que le besoin de se nourrir vienne prendre le relais des envies libidinales quand les pulsions sexuelles ne peuvent être assouvies. Bref, on mange à défaut de pouvoir faire la bête à deux dos…

Les pulsions orales qui dominent chez le nouveau-né et qui le poussent à s'alimenter comme à absorber les sons, les images, les odeurs qui l'environnent seront plus tard partie prenante de sa libido. La mise en bouche, les baisers et le plaisir de la succion, du léchage ou du mordillage des différentes parties du corps de l'être aimé témoignent de la place des pulsions orales dans la sexualité.

D'aucuns, dans leurs jeux sexuels, associent la nourriture comme une source de stimulation ou de plaisir complémentaire et se délectent par exemple de la pâte chocolatée dont ils tartinent en partie leur partenaire. Sans aller jusque-là, les préservatifs oints de gel aux goûts de fruits accroissent l'appétit sexuel en cas de gamahuchage. À l'inverse, on peut juger obscènes, voire pornographiques, des compositions alimentaires évoquant la malbouffe où s'illustrent des charcuteries volumineuses, des saucisses impérieuses, des sauces épaisses dégoulinantes ou des banana splits tumescents.

Le film *La Grande Bouffe*, de Marco Ferreri (1973), est l'un des premiers à prendre pour thème central les joies communes au sexe et à la ripaille, celles-ci avaient déjà largement inspiré les œuvres de Rabelais au Moyen Âge.

Inversement, les jeunes filles qui présentent une anorexie mentale brident à la fois leurs envies alimentaires et leurs envies sexuelles pour se consacrer à des activités et des centres d'intérêt jugés moins profanes ou triviaux. Les deux types de plaisirs ne s'excluent donc pas, tant s'en faut.

Pourtant, si trop manger nous pousse à nous allonger, c'est surtout pour s'assoupir, car la digestion lente ne rend pas vraiment disponible aux joies du corps. De plus, faire l'amour évite les fausses faims qui sont liées à des émotions négatives comme le stress, car c'est un formidable pourvoyeur de détente. Trop manger fait dormir et faire l'amour coupe l'appétit. Avant une relation sexuelle, vous éviterez un repas trop riche sur le plan calorique. Et vous ne l'arroserez pas d'alcool. Mais si vous souhaitez, au contraire, augmenter vos performances, épanouir votre sensualité, vous rendre plus réceptif(ve) aux émois de la chair, améliorer votre santé sexuelle, certains aliments peuvent vous aider. À l'inverse, il existe aussi dans l'alimentation de quoi apaiser des ardeurs incongrues, malvenues ou jugées excessives par vous ou votre partenaire.

LE SEXE EN BOUCHE

On connaît de plus en plus les composants alimentaires qui, par des voies diverses, sont susceptibles de favoriser une bonne libido. On comprend mieux dès lors la réputation séculaire de certains aliments dans le domaine des émois sensuels et sexuels. Et l'on a fait ces dernières années quelques découvertes surprenantes.

Le cholestérol, constituant des cellules, est indispensable à votre santé et à votre libido. On parle beaucoup des excès de cholestérol qui seraient délétères pour votre santé. Pourtant 80 % de notre cholestérol est fabriqué par notre organisme. Seul 20 % est fourni par l'alimentation. Les aliments riches en cholestérol sont, en tête, la cervelle de veau, puis viennent les rognons, les foies, le jaune d'œuf, le beurre, le ris de veau, les fromages. Ce sont donc les produits animaux et dérivés qui en sont les principaux fournisseurs. Il existe bien un cholestérol végétal (abondant dans l'avocat), mais qui a bonne presse auprès des diététiciens car c'est un « bon » cholestérol comparativement au cholestérol animal.

Le cholestérol n'est pas un toxique. Il est nécessaire pour fabriquer des hormones sexuelles. Il n'y a pas de testostérone sans cholestérol. Et l'hormone féminine, l'estradiol, est fabriquée à partir de testostérone donc de cholestérol. Il est aussi précurseur de la progestérone, autre hormone sexuelle. Enfin, il participe au métabolisme de la cortisone qui est une hormone essentielle au bon fonctionnement global de l'organisme et notamment de la sexualité. En revanche, un surpoids graisseux (le cholestérol est une graisse) nuit à la libido masculine ; et ce, quelle que soit l'origine de cette surcharge graisseuse. En effet, l'enzyme aromatase, qui transforme la testostérone en estradiol, est présente dans les graisses. Chez les hommes en excès de graisses, la testostérone circulante va en partie se transformer en estradiol, ce qui va altérer leur libido. Par ailleurs, une hypercholestérolémie[1] sur le long terme est le reflet d'une inflammation des vaisseaux sanguins (athérosclérose). Cette atteinte vasculaire perturbe la circulation sanguine et va porter préjudice au fonctionnement de différents organes, notamment sexuels.

Parmi les autres ennemis de la libido dans l'alimentation, celle des hommes comme celle des femmes, on trouve des pesticides qui sont des perturbateurs endocriniens. Il faut donc essayer de manger des aliments issus de la culture « bio », car les pesticides y sont en moyenne moins présents. En tout cas, il convient de bien laver ses fruits ou ses légumes avant de les consommer.

L'alcool est un ennemi bien connu de la libido. S'il lève les inhibitions, il favorise à court terme les conduites à risque et à moyen terme perturbe l'efficacité des hormones sexuelles.

Les autres graisses, en sus du cholestérol, sont aussi fondamentales pour assurer un bon fonctionnement sexuel et une bonne capacité de reproduction. Il faut, pour un bon équilibre, un minimum de graisses saturées (elles ne sont donc pas à éviter totalement), pas mal de graisses mono-insaturées et beaucoup de graisses polyinsaturées avec des oméga 3. En revanche, on réduira l'apport d'oméga 6. Aussi, vous privilégierez pour la cuisson l'huile d'olive, l'huile de colza, l'huile de coco (vierge), mais pas l'huile végétale à oméga 6, type huile de tournesol, de maïs ou de pépins de raisin. Vous vous régalerez avec des avocats, des oléagineux (noisette, noix), un peu de viande si elle est issue d'une bonne qualité d'élevage pour une bonne qualité de graisses, et beaucoup de poissons gras (saumon, hareng, maquereau, sardine), mais aussi avec des omelettes (pour le jaune d'œuf) que vous ferez avec des œufs bios, plus riches en oméga 3.

Les aliments riches en polyphénols sont aussi recommandés chez les hommes comme chez les femmes. Ces antioxydants protègent la libido et préviennent notamment la dégradation de la testostérone, tout en favorisant l'irrigation sanguine des organes génitaux. On en trouvera abondamment dans les fruits et les légumes crucifères (chou, brocoli), les légumes verts, les fruits rouges, le vin rouge (à consommer avec modération à cause de l'alcool qu'il contient), les agrumes, le thé vert, le cacao, les épices comme le curcuma, la cannelle ou le gingembre.

Les aliments riches en zinc sont très satisfaisants pour la libido s'ils sont pris régulièrement, car le zinc est utile à la fabrication de testostérone, d'où la bonne réputation des huîtres tant chez les femmes que chez les hommes. L'iode et le phosphore, très abondants dans les fruits de mer, jouent également un rôle positif dans la vitalité sexuelle.

La vitamine D à bonne dose permet davantage de fabrication de testostérone. Elle est synthétisée à partir du cholestérol sous l'action des rayons ultraviolets B. Un peu de soleil quotidien en est le meilleur fournisseur, mais on en trouve aussi dans l'alimentation (voir p. 104).

Enfin, pour les amateurs de médecine chinoise (et de cuisine asiatique), voici les aliments considérés depuis des siècles comme aphrodisiaques pour l'homme.

La médecine chinoise traditionnelle enseigne que manger des aliments qui prennent en charge la fonction rénale aide à rétablir la virilité sexuelle. C'est à ce titre qu'elle recommande pour stimuler la libido masculine des algues marines (les « légumes de la mer » riches en iode et en zinc), des micro-algues telles que la spiruline, les palourdes d'eau douce, les bouillons d'os, les haricots azuki (ou haricots rouges du Japon), les prunes umebosi (riches en nombreux composants bons pour la santé et la libido) et les cranberries (ou canneberges, que l'on sait riches en polyphénols et en vitamine C).

En Occident, l'aliment star pour la libido est sans aucun doute le chocolat, qu'il soit mangé ou bu jusqu'à l'ivresse.

MANGER DU CHOCOLAT, C'EST DÉJÀ FAIRE L'AMOUR !

Le chocolat est un aliment aux multiples vertus. Aussi a-t-il eu droit, dans les pages précédentes, à un hommage marqué que je vais compléter ici en évoquant particulièrement son action favorable sur la libido.

Si le chocolat est connu comme substitut à l'amour, il est tout à fait possible que l'inverse soit également vrai.

Dans le *Popol-Vuh*, bible de la civilisation maya, il est conté que la tête d'un grand héros décapité par des seigneurs ennemis fut accrochée à un arbre mort[2]. Or, cet arbre donna miraculeusement des fruits en forme de calebasse : les cabosses de cacao. Ces cabosses sont les fruits du cacaoyer qui contiennent les fèves de cacao. La suite du mythe relate qu'une jeune fille venue du monde souterrain, dirigé par les dieux de la mort et de la maladie[3], passa un jour près de l'arbre. Soudain, elle reçut dans sa main un crachat émis depuis la tête du héros défunt. Cette « semence » fut source de vie puisqu'elle assura la fécondation de la jeune fille. Depuis, le peuple maya se sert du chocolat comme une consommation préliminaire au mariage, garant de la fécondité du couple, et à plus forte raison s'il est mêlé à des piments, des clous de girofle et à du poivre.

Indépendamment de ses effets directs sur la libido, liés à ses composants, le chocolat, symboliquement, a toujours été, en raison de la sensualité de son goût, associé au plaisir et à la jouissance. D'ailleurs, lors de son introduction à la cour de Louis XIV par l'intermédiaire de son épouse espagnole, Marie-Thérèse (ce sont les conquistadores qui l'ont importé au XVIe siècle d'Amérique du Sud en Espagne), il y eut de grands débats théologiques pour savoir s'il s'agissait d'un aliment autorisé ou d'une source de plaisir et, comme telle, condamnable à la consommation. Finalement, la sentence de l'Église fut de ne le déclarer ni vraiment l'un, ni vraiment l'autre, puisqu'il pouvait être mangé ou bu pendant le carême. On imagine les pressions issues de la Cour pour arriver à une telle sentence tant le succès de cette boisson des dieux a été fulgurant.

Sa composition favorise une bonne libido par diverses voies. On vient de voir le bénéfice des polyphénols, dont le cacao est riche, sur la fabrication de la testostérone. Ceux-ci ont aussi un effet protecteur à long terme sur les parois des vaisseaux sanguins. Or une bonne circulation sanguine est primordiale pour un fonctionnement optimal des organes génitaux, masculins comme féminins. Le chocolat consommé à long terme protège le système cardio-vasculaire, or indépendamment de toute considération romantique, un bon cœur assure une meilleure performance physique, donc sexuelle. La caféine et la théophylline[4] qu'il contient font office de stimulants et de tonifiants physiques et sexuels, offrant notamment une bonne ventilation respiratoire, ce qui favorise l'ardeur et la montée du plaisir.

Last but no least, le chocolat agit positivement sur l'érection et la libido grâce à la L-arginine qu'il renferme et qui est un acide aminé se transformant en oxyde nitrique qui possède un effet vasodilatateur (comme certains médicaments prescrits contre l'impuissance). Autre bienfait du chocolat : il stimule la sécrétion d'endorphines (morphines naturelles produites par notre organisme), ce qui rend le corps plus réceptif aux caresses. Bref, si le chocolat vaut tous les amants, il fera aussi de vous ou de votre compagnon ou compagne un(e) partenaire délicieux(se).

VIVRE D'AMOUR ET D'EAU FRAÎCHE

Réduire ses apports en calories a généralement pour objectif d'affiner sa silhouette. Derrière ce projet, il peut y avoir l'envie de séduire. Certes, une fois plus mince, on se sent plus sûr(e) de soi et on peut devenir plus entreprenant(e). Mais, avant de retrouver sa taille idéale, le fait de restreindre son alimentation a déjà un impact sur la libido. En effet, si l'appétit vient en mangeant, l'appétit sexuel vient en se restreignant. C'est ce que des chercheurs de l'université de Louisiane (États-Unis) ont démontré.

Ils ont publié cette étude le 2 mai 2016[5]. Pour arriver à cette conclusion, ils ont suivi pendant deux ans

220 personnes, hommes et femmes. Les participants avaient un indice de masse corporelle variable, entre 22 (normal) et 28 (surpoids). L'étude a été menée du 22 janvier 2007 au 6 mars 2012. L'analyse des données a été réalisée du 18 juillet 2012 au 27 octobre 2015.

Les participants ont été divisés en deux groupes. Le premier, composé de 145 individus, devait diminuer ses apports caloriques d'un quart, et ce à tous les repas. Pour ce faire, ils ont suivi les conseils d'un nutritionniste. Les 75 autres ne devaient rien changer à leurs habitudes. On a mesuré leur fonction sexuelle[6], la qualité de leur sommeil[7], leur humeur[8] et, plus globalement, leur qualité de vie. Tous ont dû remplir des questionnaires en indiquant ce qu'ils avaient mangé, les portions, leurs humeurs, la qualité de leur sommeil et de leur vie sexuelle. En conclusion, les individus appartenant au groupe ayant réduit leur apport calorique ont perdu en moyenne 7,6 kg. Sur la durée (un an) ils ont vu leur qualité de vie sexuelle s'améliorer ainsi que leur humeur et leur état de santé général. Il n'y a pas eu d'impact négatif sur leur sommeil. En revanche, dans l'autre groupe, il n'y eut pas de changement. Cela confirme, en cas de surpoids, l'intérêt d'une restriction calorique pour l'humeur et la libido, accompagnée bien sûr par un professionnel.

LE CONCOMBRE : HOMMES ET FEMMES LUI DISENT MERCI !

De nombreux aliments ont été, au fil des époques et des régions du monde, présentés comme pouvant favoriser les activités libidinales, voire traiter d'éventuelles déficiences dans ce domaine.

Certains, tel l'artichaut, comme on l'a vu, vraisemblablement en raison de leur apparence. D'autres, en revanche, non pas tant pour leur dimension symbolique que pour leur efficacité physiologique.

C'est le cas de la pastèque, au goût si exquis qu'il fit dire à l'écrivain Mark Twain (1835-1910) qu'« avoir goûté de la pastèque, c'est savoir ce que mangent les anges ». Or, si les anges n'ont pas de sexe, la pastèque agirait sur ceux qui en ont un, et en particulier les hommes. Cette propriété vérifiée sur la libido est une découverte récente, car ce fruit n'avait pas de réputation ancienne dans ce domaine.

Des chercheurs texans du centre d'amélioration des fruits et légumes ont en effet démontré que la pastèque stimulait l'érection chez l'homme et ils ont découvert par quels mécanismes chimiques.

Un peu comme le Viagra, la composition de ce fruit dilaterait les vaisseaux sanguins concernés. C'est la citrulline, l'acide aminé actif et dont regorgerait ce fruit, qui est responsable de cette dilatation. La citrulline était connue depuis le début du XXe siècle et fut d'ailleurs identifiée la première fois dans la pastèque qui en est la source la plus importante. Le concombre, qui, bien que non sucré, est un parent éloigné de la pastèque, était déjà symboliquement associé dans certaines régions à la « bagatelle ». Mais cette réputation renvoyait surtout à sa forme qui le détournait parfois de son usage premier. Or, lui aussi est pourvoyeur de la désormais célèbre citrulline. Le melon, la citrouille, la courge, autres cucurbitacées (au nom évocateur), sont aussi à mettre au menu de ceux qui souhaitent stimuler leur libido ou celle de leur partenaire masculin.

LE CÉLERI REVIGORE TON ESPRIT ET TES SENS

Dans l'Antiquité grecque, le céleri est nommé *Selinon,* ou plante de la lune, en référence à Séléné, la déesse grecque de cet astre. Sélène n'a rien d'une belle endormie, et, quand le monde sommeille sous sa douce lumière, elle mène un char argenté ou chevauche un taureau. Par ailleurs, de Zeus à un jeune berger, en passant par le dieu Pan, elle a connu plusieurs amants. Voilà des références éclatantes pour une plante jugée ordinaire, voire falote.

Le céleri est à la fois un condiment (sel de céleri) et un légume (racines). Râpé en sauce rémoulade, il était dans ma jeunesse l'entrée reine des collectivités, au grand dam de beaucoup d'enfants. Il est servi moins fréquemment de nos jours. Pourtant, cette plante nous réserve des surprises. Son apport sur le plan émotionnel est très intéressant pour ses capacités stimulantes. Le céleri donne de l'énergie, de la vitalité. Et ce n'est pas pour son apport en sucre, puisqu'il en contient peu et qu'il est d'ailleurs très peu calorique (15 kilocalories pour 100 grammes). À tel point que certains nutritionnistes considèrent que sa digestion consomme autant de calories qu'il en apporte.

Le céleri provoque toutes sortes d'émois et stimule les sens. Il est d'ailleurs considéré comme une plante aphrodisiaque. À consommer donc si vous vous sentez en baisse de régime, si vous souffrez d'un manque d'entrain affectif ou d'un émoussement émotionnel. Non content d'éveiller la sensualité, il stimule aussi l'activité intellectuelle. À ce titre, un apport quotidien de céleri pourrait participer à la prévention de la baisse des compétences intellectuelles liée à l'âge et de la démence vasculaire[9]. L'explication se trouverait, du moins en partie, dans sa richesse en nitrates. Les nitrates sont des sels connus du grand public pour être des polluants de nos eaux de consommation d'origine agricole (engrais) ou industrielle. Mais, dans le cas des nitrates du céleri, ils se transforment en nitrites, grâce aux bactéries de la bouche. Or, selon plusieurs études faites depuis 2010, ces nitrites aident à la dilatation des vaisseaux, à la fluidification du sang[10] et améliorent donc l'afflux de sang et l'oxygénation de certaines zones cérébrales. Et plus particulièrement de la zone la plus en avant du cerveau, le lobe frontal. Cette partie du cerveau gère notre raisonnement, notre mémoire, nos prises de décision, notre jugement et, plus globalement, nos émotions et notre personnalité. Il aura donc toute sa place dans le chapitre de cet ouvrage consacré aux aliments qui soignent le déclin cognitif.

PAS DE SOJA POUR PAPA ?

Parmi les aliments censés agir sur la libido, la place du soja est controversée.

Le soja est parfois considéré comme un bon aliment pour stimuler la libido, mais uniquement chez la femme. Chez l'homme, à l'inverse, son intérêt serait d'apaiser le désir et de calmer l'excès des ardeurs masculines. Car le problème (ou l'intérêt, selon vos attentes) avec cette plante légumineuse, c'est que le soja contient des phytoestrogènes. Ces composés produits naturellement par certaines plantes ont, du fait de la similarité de leur structure moléculaire avec l'hormone féminine, l'œstradiol, la capacité de provoquer des effets estrogéniques, et donc d'atténuer l'impact de la testostérone chez l'homme. C'est la raison pour laquelle les autorités sanitaires, depuis 2005, conseillent d'éviter d'en donner trop aux jeunes enfants (avant 3 ans), filles comme garçons, afin de ne pas perturber leur développement hormonal. Dans les autres pays, cette prévention à l'égard des produits infantiles à base de soja n'est pas présente, dans la mesure où, à leurs yeux, la recherche n'apporte pas d'arguments significatifs en faveur de la dangerosité des compositions alimentaires à base de soja. En effet, des études sur le rat adulte en 2001 avaient montré qu'une alimentation riche en phyto-estrogènes était corrélée à une réduction du niveau de testostérone[11]. Cependant, après des résultats d'études contradictoires, en 2010, une méta-analyse de quinze études aboutit à la conclusion qu'aucun aliment à base de soja n'avait d'effet sur la testostérone circulante chez l'homme[12]. On n'a pas observé non plus une modification sur les spermatozoïdes (nombre, concentration, mobilité) ou le volume du sperme. Quant à l'éjaculation précoce, contre laquelle, selon certains, les phyto-estrogènes pourraient agir, cela reste à prouver. Si, malgré ces études, vous êtes inquiet en tant qu'homme d'un éventuel impact du soja sur votre libido, continuez d'en consommer, mais choisissez-le sous forme fermentée, digeste, tel le tofu fermenté.

Chez la femme adulte, on n'a pas étudié d'impact sur la libido, mais sur le cancer du sein, puisque les estrogènes sont connus pour avoir un impact sur le développement des cellules tumorales dans cette région du corps. Cependant, les résultats obtenus apparaissent, à ce jour, contradictoires. Quoi qu'il en soit, pour ce qu'il en est d'une amélioration éventuelle sur les symptômes vasomoteurs de la ménopause[13] (bouffées de chaleur), une méta-analyse n'a pas pu montrer d'effets réellement bénéfiques des phytoestrogènes. En revanche, l'incertitude demeure quant à un éventuel bénéfice sur les symptômes émotionnels périménopausiques, tels que la baisse de désir, l'irritabilité ou les variations de l'humeur. Actif ou pas sur la libido, notons enfin qu'en dehors du soja il existe beaucoup de phytoestrogènes dans les noix, dans des aliments oléagineux (arachides, noisettes, amandes, olives) autres que le soja, ainsi que dans des céréales, le pain et certaines bières.

Si le soja calme l'homme, d'autres plantes en revanche le rendent plus « chaud », c'est le cas des racines de ginseng.

LE GINSENG FAIT ROUGIR SOUS LA CEINTURE

Le ginseng est une plante vivace herbacée de petite taille, entre 30 et 50 cm, originaire d'Asie. Son nom vient d'un mot chinois mandarin, qui signifie homme. En effet, ses racines âgées peuvent prendre une allure anthropomorphe (un tronc avec deux bras et deux jambes). Ses fleurs blanchâtres, groupées en ombelle, donnent naissance à de petites baies rouges lors de la fructification.

Le pouvoir de cette plante médicinale réside dans ses racines tubérisées, dont la taille s'accroît avec l'âge. Ces racines sont peu usitées dans la cuisine française pour l'assaisonnement des plats. Son goût est un peu amer. Son action sur la libido serait due à l'augmentation de l'afflux sanguin dans les organes génitaux en augmentant la synthèse de monoxyde d'azote[14]. Le ginsenoside qu'il contient a des analogies de structure avec les hormones sexuelles et pourrait agir comme telles sur les récepteurs de ces hormones. Le ginseng serait aussi un stimulant du système nerveux, physique et intellectuel et accroîtrait la résistance physique. Il est en tout cas prescrit pour ses vertus stimulantes et aphrodisiaques depuis des siècles en médecine chinoise, japonaise et coréenne. Attention, il peut interférer avec certains médicaments pour la coagulation ou le cœur (digoxine, warfarine). Préférez le ginseng rouge de Corée, qui a la meilleure réputation. Mais beaucoup d'autres épices peuvent épicer votre sexualité.

LA CORIANDRE CALME L'HOMME, MAIS AVIVE LA FEMME

La coriandre est aussi nommée « persil arabe ».

Cette plante aromatique se marie avec de nombreuses préparations culinaires dans la cuisine méditerranéenne, mais aussi dans celles d'Amérique du Sud et d'Asie. Les feuilles sont utilisées fraîches. Les fruits séchés sont utilisés moulus, en épices (notamment dans les currys ou le couscous).

Elle est très consommée au Proche-Orient, hachée finement. La coriandre est considérée depuis l'Antiquité comme une plante médicinale, en particulier contre certains troubles digestifs, soignant les digestions difficiles (ballonnements, éructations, flatulences, spasmes). Des études scientifiques ont confirmé le bien-fondé de cette indication. Elle aurait également un effet narcotique. D'ailleurs, en Iran, elle est traditionnellement une indication contre les insomnies et l'anxiété. Or de récentes expériences ont confirmé scientifiquement ces effets sur la souris[15]. Ses vertus aphrodisiaques ou anaphrodisiaques (atténuant le désir sexuel) sont discutées depuis l'Antiquité.

Pour la coriandre, cette propriété est possiblement due à son effet narcotique, mais serait aussi la conséquence des phytoestrogènes qu'elle contient. Ces composés d'origine végétale, du fait de la similarité de leur structure moléculaire avec l'œstradiol, hormone féminine, ont la capacité (comme on l'a vu avec le soja) de provoquer des effets estrogéniques chez le consommateur. Les phytoestrogènes ayant, on l'a vu, une action contraire à celle de la testostérone, en conséquence, elles diminuent l'ardeur masculine.

La coriandre était présente dans la plupart des philtres d'amour chez les Romains dans l'Antiquité et surtout au Moyen Âge, comme si les désirs trop ardents des hommes se mariaient mal avec le romantisme de l'amour courtois et que l'apaisement de leurs pulsions sexuelles leur permettait d'être plus à l'écoute de leurs sentiments. Mais, si ces effets ont été confirmés chez le rat[16] (on observe une diminution de la testostérone dans le sang après consommation de phytoestrogènes), ils restent sujets à caution chez l'homme[17]. En revanche, ces mêmes phytoestrogènes pourraient (mais ce n'est pas prouvé) bénéficier à la libido des femmes, notamment en période de préménopause.

LA CANNELLE VOUS REND SENSUEL(LE)

Les épices sont décidément d'une grande aide pour la sexualité.

On utilise la cannelle en pâtisserie. C'est une écorce (celle du cannelier) que l'on peut au besoin réduire en poudre. Les gâteaux nordiques, notamment, en sont riches. Elle se marie très bien avec les gâteaux aux pommes.

Quant à sa réputation d'épice favorisant la libido, elle est aussi ancienne que la culture gastronomique. La cannelle stimulerait la circulation sanguine, donc favoriserait le bon fonctionnement des organes génitaux, comme des émois qu'ils suscitent. Elle fait partie des aromates dits « cordiaux » qui procureraient une sensation de réchauffement rassérénant de l'organisme. Elle attiserait donc indirectement le ressenti de diverses émotions, en particulier le sentiment amoureux.

La cannelle est l'un des aliments les plus riches en antioxydants. Les principaux d'entre eux sont les pro-anthocyanidines. Ils protègent nos cellules et ont une action préventive sur l'oxydation du cholestérol, d'où son impact sur une bonne fabrication des hormones sexuelles. Attention ! Certaines cannelles vendues en dehors des circuits de distribution contrôlés contiennent trop de coumarine, qui, à forte dose, peut se révéler toxique. Il existe aussi des allergies à la cannelle. Sa consommation est déconseillée en excès aux femmes enceintes et en cas d'ulcère à l'estomac. Elle renferme des flavonoïdes qui, on l'a vu, en plus de jouer un rôle positif dans la fabrication des hormones sexuelles, stimulent les récepteurs à l'insuline, ce qui permet de contrôler la glycémie (taux de sucre dans le sang). Une glycémie stabilisée, un cœur protégé… vous voilà, grâce à la cannelle, paré pour batifoler.

LES NOIX CALMENT LES FEMMES ET STIMULENT LES HOMMES

Pour s'endormir, les mammifères que nous sommes sécrétons de la mélatonine. J'aurai l'occasion de reparler de cette hormone quand j'aborderai les aliments qui facilitent le sommeil. La mélatonine est d'ailleurs prescrite pour les personnes ayant des difficultés d'endormissement. Or, sachez qu'on en trouve à l'état naturel dans l'alimentation. Ainsi, existe-t-il de la mélatonine végétale (appelée phytomélatonine) en grande quantité dans les noisettes et les noix. La consommation de noix entraîne une multiplication par trois des taux sanguins de mélatonine chez les rats. Il y en a tant dans ces fruits à coque qu'il est aussi efficace de consommer noix et noisettes que de prendre de la mélatonine en gélules, que ce soit pour dormir ou pour réguler son horloge biologique après un décalage horaire.

L'effet sédatif de la mélatonine laisserait imaginer que c'est un « tue-l'amour », autrement dit un anaphrodisiaque. En réalité, ce n'est pas si simple. Chez les mammifères femelles, elle peut en effet faire baisser la libido par son action sur les sécrétions hormonales (LH et FSH) de la glande antéhypophyse, notamment en période d'allaitement l'été ou au printemps (quand les journées sont longues et que le risque de nouvel accouplement est donc plus important. Cela évite ainsi des naissances successives). Ces hormones agissent à leur tour sur la sécrétion des hormones sexuelles féminines. En revanche, l'hiver ou l'automne, la mélatonine stimule la libido des mammifères femelles. La libido des mâles, en revanche, est toujours stimulée par la mélatonine, que ce soit l'hiver ou l'été (études sur les rats)[18]. Notez que les noix améliorent par d'autres voies les performances sexuelles masculines, surtout quand elles sont consommées après un repas gras, car elles contiennent une substance qui empêche vos artères de se contracter en réponse à un effort physique. Et, la liste est longue, les noix améliorent la fertilité masculine en améliorant la qualité du liquide séminal !

Une étude récente de l'université UCLA en Californie[19] l'a démontré. La moitié des 120 jeunes adultes en bonne santé inclus dans l'étude ont mangé quotidiennement pendant douze semaines environ 70 g de noix en complément de leur alimentation habituelle. À l'issue de l'étude, on a comparé la qualité de leur sperme avec celle du sperme prélevé au début de l'étude. Il s'est trouvé que la qualité du sperme des individus ayant consommé des noix s'était améliorée, tandis que la qualité du sperme de ceux qui n'en avaient pas mangé est restée inchangée. En outre, parmi les mangeurs de noix, ceux qui avaient au début de l'étude des spermatozoïdes déficients (en nombre ou en qualité) ont bénéficié d'une amélioration nette de leur constitution[20]. Il est temps d'accorder plus d'attention à ce que les hommes mangent avant de mettre en œuvre un projet d'enfant ! Cette amélioration spectaculaire obtenue serait notamment due à la présence importante d'acide alpha-linolénique dont les noix de Grenoble sont les plus riches.

MANGER DES FRAISES ET DES MYRTILLES, C'EST METTRE UN TIGRE DANS LE MOTEUR

Manger régulièrement des fruits rouges, des agrumes et boire (avec modération bien sûr) du vin rouge favorisent, chez l'homme assurément, une meilleure érection. C'est en tout cas le résultat d'une étude récente, vaste par le nombre de personnes incluses (50 000 hommes d'âge moyen) menée par des chercheurs américains et anglais[21].

On a questionné ces individus sur leur capacité érectile ainsi que sur leurs apports alimentaires au fil de plusieurs années. Ont été éliminées les personnes en mauvaise santé, et il a été tenu compte de leur poids, de leurs activités physiques, de leur consommation de caféine et de tabac. En conclusion, il est apparu qu'une alimentation riche en flavonoïdes était associée à un moindre risque d'avoir un dysfonctionnement érectile. Si plus d'un tiers de ces individus ont déclaré avoir des pannes, les amateurs d'aliments riches en flavonoïdes étaient bien moins nombreux à s'en plaindre.

Les principales sources de flavonoïdes (de flavanones, de flavones et d'anthocyanes) sont les myrtilles, les fraises, les pommes, les poires, les agrumes et le vin rouge (mais l'effet de l'alcool nuit à l'érection). Le bénéfice est encore plus net chez les personnes de moins de 70 ans. Si une activité physique régulière (cinq heures de marche par semaine ou l'équivalent) était connue pour améliorer la fonction érectile, le bénéfice d'une alimentation riche en flavonoïdes se révèle aussi efficace. Toutes deux associées, alimentation riche en flavonoïdes et activité physique régulière, conjuguent leurs effets bénéfiques.

AVEC LE GINKGO BILOBA, À DEUX TU SERAS

Si vous pensez avoir tout essayé pour stimuler vos pulsions sexuelles grâce à la nourriture, voici un petit dernier pour la route : les graines de ginkgo biloba.

Si l'efficacité scientifiquement démontrée du ginkgo biloba sur la libido reste discutée, c'est sans aucun doute le plus poétique des aliments aphrodisiaques. En effet, le célèbre poète allemand Johann Wolfgang von Goethe (1749-1832) lui dédia un poème[22] dans lequel il compare sa feuille bilobée à un couple fusionnel. Le ginkgo biloba est pour cela devenu l'arbre fétiche de Weimar, ville où le poète vécut, il était considéré comme le symbole de l'amour. C'est aussi le fétiche de la ville de Tokyo et il est particulièrement présent dans la littérature japonaise.

La graine de ginkgo entre dans la composition du plat japonais nommé chawanmushi (sorte de flan aux œufs). Elle fait aussi partie de la cuisine chinoise, notamment à l'occasion des mariages, et ce en raison de sa réputation et de sa symbolique. Son action sur la libido serait due à sa richesse en flavonoïdes, à ses facultés vasodilatatrices, à ses propriétés stimulantes de la fabrication de dopamine et à son effet coup de fouet contre la fatigue psychique.

*

L'impact des aliments sur nos émotions va bien au-delà des émois libidinaux. D'ailleurs, ces derniers sont aussi sous la dépendance de notre bien-être psychique global, et notamment de notre humeur. Or, l'incidence de l'alimentation sur notre humeur est si notable que la diététique est sans aucun doute l'avenir des thérapeutiques antidépressives.

3

Les aliments antidéprime

DES NEUROTRANSMETTEURS DANS VOTRE ASSIETTE !

Peut-être avez-vous entendu parler de ce documentaire américain sorti il y a une dizaine d'années, *Super Size Me.* Son auteur, Morgan Spurlok, s'est exclusivement nourri dans un fast-food pendant un mois, à raison de trois repas par jour. Il a grossi de 11 kg tout en faisant 5 000 pas par jour comme la moyenne des Américains actifs. Il a eu des effets secondaires physiologiques (douleurs au thorax, foie endommagé et taux de cholestérol augmenté). Mais, ce qui a surpris davantage, c'est qu'il a également constaté des conséquences sur son humeur : sautes d'humeur, irritabilité, perte d'énergie psychique.

Les aliments agissent directement sur le moral, et cette action se fait à court terme ou à plus long terme. Certains aliments et certains plats vont induire ou maintenir une bonne humeur contrairement à d'autres qui vont entraîner ou favoriser une humeur dépressive, surtout si elle s'ajoute à d'autres facteurs dits « dépressiogènes » (qui provoquent un état dépressif), telles des difficultés professionnelles ou affectives. Sans compter que le fait d'être déprimé pousse globalement à se négliger et à dédaigner en particulier une alimentation diversifiée. La personne déprimée n'a pas une bonne image de soi et ne va donc pas considérer qu'elle mérite de bien s'alimenter.

Tout un chacun peut déprimer. Les autres mammifères ont comme nous cette faculté qui permet à l'esprit et au corps de se mettre en retrait. La dépression se traduit de différentes façons. Elle associe à des degrés divers une fatigue, une tristesse, un ralentissement intellectuel, une baisse de l'attention et des capacités de concentration, des troubles du sommeil, des troubles anxieux, des troubles psychosomatiques, tels des maux de tête, de ventre, eczéma, prise de poids, etc. Parfois, la dépression survient à la suite d'événements douloureux, comme une séparation, ou bien est la conséquence d'événements plus anciens, comme des chagrins d'enfance qui vont remonter à notre mémoire affective à la faveur de circonstances particulières, la naissance d'un enfant par exemple. Une maladie chronique ou un état de fatigue prolongé peuvent entraîner un état dépressif. Parfois on ne trouve pas de cause particulière. Certains facteurs vont favoriser l'installation de cet état dépressif, voire l'aggraver. L'alimentation est l'un d'eux.

Quelle que soit l'origine de la dépression, réactionnelle (perte d'un emploi, rupture affective, deuil, stress continu, problèmes de santé) ou endogène (produit par des causes plus profondes, génétiques ou liées à un environnement défavorable tout au long de l'enfance), il existe une traduction biologique dans le cerveau. Cette traduction, qu'elle soit la conséquence ou la cause (en cas de dépression liée à des facteurs génétiques), porte sur les neurotransmetteurs dont dépend le fonctionnement émotionnel du cerveau. Les plus importants de ces neuromédiateurs dans la dépression sont la sérotonine, la dopamine et la noradrénaline. Or ils sont tous fabriqués à partir de certains apports alimentaires réguliers.

Certes, on ne guérit pas de la dépression par l'alimentation. C'est une affaire de médecine et de psychothérapie. En revanche, le moral peut bénéficier de certains choix alimentaires. Notre humeur varie au fil des événements de notre vie. Des contrariétés au travail ou des soucis dans la vie de famille vont à moyen terme induire une humeur dépressive. À l'inverse, de belles rencontres et des réussites professionnelles vont nous communiquer une humeur positive. D'autres facteurs interviennent. Ainsi le manque de sommeil, de luminosité, certains médicaments et certaines maladies physiques chroniques peuvent aussi générer ou favoriser une humeur dépressive. À cela s'ajoute donc l'influence de l'alimentation, tant par sa qualité que par sa quantité.

Le facteur alimentaire dans les variations de notre humeur et la dépression est méconnu des soignants eux-mêmes. Or il joue un rôle majeur dans notre équilibre humoral. Vous pouvez modifier votre humeur en modifiant votre alimentation.

Dès l'Antiquité, les médecins en avaient fait le constat et, au Moyen Âge, la pharmacopée alimentaire était à la pointe. Ce savoir a été oublié dans les siècles qui suivirent, ainsi, du XVIe siècle au XVIIIe siècle, les médecins préféraient, pour traiter les troubles de l'humeur, les saignées, les purgatifs et les vomitifs. Au XIXe siècle, ce sont des traitements mécaniques (douches froides, bains…) qui furent prescrits en majorité, puis, au XXe siècle, ce furent les psychothérapies et des médicaments de synthèse qui ont dominé la prise en charge. On assiste aujourd'hui à un retour balbutiant et tout récent de l'intérêt médical pour le traitement des troubles de l'humeur par des régimes alimentaires. On peut parler de nutrithérapie ou de neuronutrition. Voyons au fil de ce chapitre comment les divers aliments agissent réellement sur notre humeur et quels sont ceux qu'on peut privilégier pour avoir, autant que faire se peut, un bon moral malgré les aléas de la vie.

Les aliments agissent sur notre humeur en favorisant la synthèse de neuromédiateurs dont la sécrétion est diminuée en cas d'état dépressif. En cas de dépression avérée, une diététique adaptée sera un bon complément thérapeutique à la psychothérapie et aux médicaments antidépresseurs éventuellement prescrits. Les principaux neuromédiateurs concernés, on l'a vu, sont la sérotonine, la noradrénaline et la dopamine.

La sérotonine est un antidépresseur relaxant et euphorisant. Il procure de la bonne humeur et une certaine indifférence aux soucis.

La noradrénaline est très stimulante. Avec elle, on va de l'avant, on oublie sa fatigue pour retrouver une belle vivacité.

Avec la noradrénaline, la dopamine stimule la motivation et l'estime de soi, l'action, l'éveil.

Leur concentration dans l'organisme est fonction de leur fabrication à partir des aliments ingérés. Sont habituellement associés à la dépression l'humeur triste, la fatigue, les troubles du sommeil, une baisse du désir sexuel et une baisse des performances intellectuelles. L'alimentation peut alléger ces symptômes.

Trois acides aminés jouent un rôle essentiel dans la fabrication des neuromédiateurs principaux. Ce sont le tryptophane, la tyrosine et la phénylalanine. Des cofacteurs sont aussi utiles pour leur synthèse : des minéraux (magnésium, zinc, cuivre, fer) et des vitamines B (B6, B12, B9) et C.

La sérotonine va être citée en permanence dans cet ouvrage. C'est que ce neurotransmetteur est vraiment essentiel dans les variations de nos états émotionnels et donc comportementaux (un manque de sérotonine rend plus impulsif par exemple), directement ou indirectement, par son action sur le sommeil ou l'appétit. On a vu qu'il est fabriqué à partir de tryptophane qui est un acide aminé. Les acides aminés sont les sous-unités des protéines. Aussi les protéines apportent-elles à votre organisme des acides aminés qui sont les précurseurs des neurotransmetteurs. Autrement dit, c'est à partir de certains acides aminés que sont fabriqués les neurotransmetteurs, avec l'aide d'autres cofacteurs (des vitamines, des sels minéraux, des oligo-éléments).

Je vous reparlerai plus loin du tryptophane et de la tyrosine sans vous encombrer d'un cours de biochimie. Retenez déjà que ces différents neuromédiateurs, acides aminés et cofacteurs, sont très dépendants les uns des autres. Ainsi la phénylalanine (qui se trouve en quantité dans les volailles, les germes de blé, le soja, les poissons, les œufs, les produits laitiers et les graines) permet la fabrication de tyrosine. La tyrosine avec la vitamine B6 produisent de la dopamine. La dopamine avec la vitamine C produisent de la noradrénaline. Mais je vous invite à passer plutôt en cuisine.

DINDE AU DÎNER, MAIS PRUNES AU GOÛTER !

Le tryptophane est très abondant dans la banane. On en trouve aussi dans les escargots ou les fruits de mer, en particulier dans les huîtres (les repas de fêtes sont décidément bons pour le moral), les palourdes ou les calamars. D'autres fruits que la banane, tels l'ananas ou la prune, en contiennent. Buvez aussi du lait et mangez de la dinde pour ne pas en manquer. Mais il est préférable, si l'on veut booster sa fabrication de sérotonine, de prendre du tryptophane issu d'aliments sucrés, comme les fruits, plutôt que d'aliments protéinés comme la dinde ou le lait.

De fait, pour un bon apport de tryptophane ou de tyrosine, ce n'est pas tant le type de protéines qui est important que les aliments avec lesquels on les associe. En effet, les acides aminés sont transportés jusqu'au cerveau grâce à des molécules communes. Ils vont donc entrer en compétition pour passer dans le cerveau. Et ce sont d'autres nutriments qui vont favoriser la captation de tel ou tel acide aminé, d'où l'importance de bien choisir la composition de ses repas en fonction du moment de la journée. En effet, les travaux de Wattman (1989) entre autres donnent à penser qu'une alimentation riche en sucre aide à lutter contre les états dépressifs ou états voisins, tels le syndrome prémenstruel[1] ou le trouble affectif saisonnier[2] à l'inverse d'une alimentation riche en protéines. Pourquoi ? Eh bien, en raison justement de la concurrence entre le tryptophane et les autres acides aminés comme la tyrosine, la leucine ou la valine. On l'a vu, pour permettre au tryptophane de passer la barrière (dite hémato-encéphalique) qui enveloppe le cerveau, il faut donc moins privilégier les protéines qui augmentent la concurrence entre acides aminés et manger plus de sucre, ce qui va entraîner une sécrétion d'insuline pour baisser le taux de sucre dans le sang. Or l'insuline va contribuer aussi à stocker les acides aminés dans les tissus musculaires. Ainsi la proportion de tryptophane par rapport aux autres acides aminés va augmenter et cela va favoriser son passage. On conseillera donc de prendre des fruits riches en tryptophane tels que bananes ou prunes au goûter, à distance de la prise de protéines auxquelles le déjeuner ou le dîner feront la part belle.

DU FOIE DE VEAU AVEC DES HARICOTS BEURRE : LE BONHEUR !

La vitamine B9 est plus connue sous le nom de folates ou acide folique. Les femmes qui ont été enceintes la connaissent bien car leur médecin ou leur sage-femme leur a conseillé d'augmenter leurs apports en cette vitamine qui joue un rôle important dans le développement du fœtus, notamment de son système nerveux central.

Les folates sont indispensables pour la bonne santé du corps tant pour un bon fonctionnement du foie, que pour la fabrication des globules rouges. On sait moins que la consommation de folates est associée à un risque plus faible de dépression. Ce n'est pas seulement parce que les folates favorisent la beauté des ongles, des cheveux et de la peau, et qu'on est mieux moralement quand l'on se sent plus beau. Ce n'est pas seulement parce que les folates sont indispensables à la fabrication de bons globules rouges et qu'en leur absence survient une anémie qui induit des symptômes dépressifs (mais pas un véritable état dépressif). C'est surtout parce que les folates agiraient directement sur l'humeur par le biais de la fabrication des neuromédiateurs concernés. Même si les carences sont rares, il faut y penser devant une fatigue, une irritabilité, des changements d'humeur, un déclin cognitif, notamment chez la personne âgée qui se nourrit mal, une apathie, voire un état dépressif. L'alcoolisme chronique est la cause principale de carence.

Alors ne faites pas l'économie, dans votre régime antidéprime, des aliments les plus riches en folates qui sont, dans l'ordre décroissant : le foie d'agneau, les haricots beurre, le foie de veau, le foie de bœuf, les épinards crus, le varech (algues), les pois chiches, le foie de porc, les asperges fraîches, la salade de scarole et le pain de seigle. On en trouve aussi dans certains fruits, comme la banane, les céréales complètes, les noix et les légumes verts feuillus, comme les épinards, le chou frisé ou les haricots, le fenouil et le persil qui en contiennent en quantité. En sachant que la cuisson diminue leur présence.

LE HARENG ET LE TRISTE SAUR

Le hareng, qu'il soit mariné, grillé, mais surtout fumé (hareng saur), est un bon aliment pour lutter contre la dépression. Car, après le foie de morue, c'est l'aliment le plus riche en vitamine D. Mais on trouve aussi cette vitamine dans d'autres poissons qui sont (en quantité décroissante de concentration) : la sardine grillée, l'anchois cru, la truite arc-en-ciel d'élevage cuite au four, la perche cuite au four, le saumon cuit à la vapeur, le maquereau, le thon cuit, le merlan et le brochet. Or, si l'on connaît le caractère essentiel de la vitamine D pour la croissance osseuse, la santé des dents, des muscles et pour le système immunitaire (qui lutte contre les infections), on sait moins, en revanche, que les taux de dépression sont plus élevés chez les individus ayant une carence en vitamine D par rapport à ceux qui ont des niveaux normaux de vitamine D5[3].

C'est surtout contre le trouble affectif saisonnier que la vitamine D jouerait un rôle. Il s'agit de troubles de l'humeur qui surviennent à l'automne et qui se renforcent en hiver, période de moindre ensoleillement car, en dehors des apports alimentaires (relativement peu d'aliments finalement en contiennent en grande quantité), la vitamine D est obtenue par l'action du soleil sur la peau. Dix à trente minutes d'exposition solaire deux fois par semaine peuvent apporter la dose suffisante pour un individu à peau claire. Car la peau foncée qui protège des méfaits du soleil limite aussi la fabrication de vitamine D. Le hareng saur et la morue aidaient sans doute les populations nordiques consommatrices de ces poissons des mers du Nord à combattre la carence en vitamine D et la dépression, toutes deux provoquées par la baisse de luminosité de l'hiver polaire. Notez que, si vous n'êtes pas amateur(trice) de poissons gras ni de bains de soleil, cette vitamine est présente dans la graisse de canard, la sauce au curry, la sauce au beurre et le jaune d'œuf cru.

LES ÉCUREUILS ONT LE MORAL

Je vous ai un peu parlé de la mélatonine au sujet de la libido. Je vais vous reparler de cette hormone en charge du sommeil à propos de ses propriétés antidépressives. On en trouve dans certaines plantes, mais ce sont dans les noix et les noisettes qu'on en trouve les plus grandes quantités. On pourrait nommer « régime écureuil » le fait de privilégier dans son alimentation noix et noisettes, si bonnes pour le moral.

L'action de la mélatonine sur la dépression est variable et reste encore un objet d'étude. Dans les déprimes liées au syndrome prémenstruel, il apparaît que les concentrations en mélatonine sont très diminuées[4], ce qui pourrait aussi être à l'origine des troubles du sommeil liés à cet état. Dans ces périodes qui précèdent la venue des règles, un apport de mélatonine par voie alimentaire pourrait être conseillé. On peut aussi penser raisonnablement que l'apport de mélatonine par l'alimentation éviterait la transformation de la sérotonine circulante en mélatonine et qu'elle resterait ainsi disponible pour agir en faveur d'une bonne humeur. En effet, la sérotonine est un neuromédiateur qui a un effet antidépresseur. Or la mélatonine synthétisée par notre organisme utilise cette sérotonine pour sa propre fabrication. Donc plus on fabrique de mélatonine, moins on a de sérotonine.

AVEC LE SUCRE, C'EST JEAN QUI RIT ET JEAN QUI PLEURE

On sait que le sucre a un effet apaisant chez tout un chacun. C'est pour cette raison qu'en cas de crise d'angoisse ou de « coup de mou » on va se jeter sur des viennoiseries ou des barres chocolatées. La montée immédiate de la glycémie dans le sang explique ce mieux-être en luttant contre la fatigue physique et morale. Un shoot de sucre booste également le moral, car cela entraîne aussi une stimulation des neuromédiateurs du bien-être.

Cet effet positif du sucre a une raison d'être. Il s'agit d'assurer la survie de l'individu. Le bien-être qu'il procure ne pousse guère à oublier sa dose de sucre quotidienne et indispensable au cerveau. La baisse de la glycémie est vécue péniblement par le nouveau-né qui va s'agiter et hurler pour être alimenté. En retour, le plaisir induit par la montée de la glycémie le détend immédiatement. Or cet effet est ponctuel. À long terme, en revanche, le sucre pris en excès tel qu'on peut l'observer dans les civilisations occidentales aujourd'hui apparaît néfaste pour le moral en plus de l'être pour la santé corporelle. Le sucre peut alors vous faire déprimer, vous et surtout votre ado qui, comme ceux de sa génération, a parfois tendance à en abuser.

Si votre adolescent(e) apparaît anxieux(se), nerveux(se), agité(e) ou qu'il(elle) se replie sur lui(elle), qu'il(elle) est morose, qu'il(elle) perd sa gaieté, il est possible que cela soit dû en partie à une alimentation trop riche en fructose[5].

Le fructose est un sucre simple, très sucrant, que l'on trouve en abondance dans les fruits et le miel. Or fruits et miel sont des aliments profitables pour la santé en général, en raison notamment des vitamines ou des antioxydants qu'ils contiennent. Le plus souvent, nos ados ne sont pas de gros mangeurs de fruits, et les parents les poussent, avec raison, à en consommer davantage. Vous l'avez compris, ce n'est donc pas le fructose des fruits qui pose problème. La source principale des apports excessifs en fructose chez l'ado se trouve dans la consommation de sucre de table (ou saccharose). En effet, lors de la digestion, le sucre de table est transformé en glucose et en fructose. Le fructose se trouve en quantité abondante dans des produits alimentaires ou des boissons sucrées (jus de fruits, sodas) industriels. Or, ce fructose industriel n'a pas les mêmes conséquences sur l'humeur que le fructose des fruits qui est accompagné de nutriments comme les phytophénols qui contrebalancent les effets potentiellement néfastes en excès du fructose pur.

Une consommation trop riche en fructose peut donc aggraver chez l'adolescent un comportement dépressif et un état anxieux. Elle influencerait aussi négativement la façon dont son cerveau réagit au stress, du fait des dommages qu'elle crée sur des voies nerveuses. Les expériences menées sur des rats ont montré que, soumis durant trois mois à une alimentation très riche en fructose, ces animaux présentaient des réactions inadaptées au stress. Il est apparu, à la suite de ce régime alimentaire sucré, qu'une voie génétique dans le cerveau de ces rats, qui joue un rôle clé dans la manière dont le cerveau réagit au stress, a été modifiée. Ces modifications, si elles se confirmaient chez l'humain, seraient d'autant plus préoccupantes au moment de l'adolescence, car le cerveau est alors au sommet de sa maturité. Ses modes de réponse au stress, une fois l'ado devenu adulte, vont être conditionnés en grande partie par cette période de la vie. Mais si le sucre rapide en excès est déconseillé pour éviter la déprime, il en est de même avec le gras.

LE GRAS, C'EST PAS LA JOIE !

Si vous mangez trop et de façon habituelle, vous ne risquez pas seulement de prendre des kilos en excès. La suralimentation chronique, notamment du fait de sa richesse en graisses, est directement en lien avec davantage de risques d'anxiété et de dépression[6]. Si ce constat avait déjà été posé il y a quelques années, des scientifiques ont désormais trouvé le cheminement biologique du processus. En effet, les chercheurs de l'université américaine de Yale ont établi que les rats soumis à une alimentation riche en graisses présentaient, après quatre mois de ce « sur-régime », des signes de dépression et d'anxiété.

Ce qui est intéressant dans cette étude, c'est que les chercheurs ont repéré la zone du cerveau qui est concernée. C'est la voie dénommée mTOR[7] qui est touchée. Cette zone est impliquée à la fois dans le métabolisme, c'est-à-dire la « construction » de neurones et leur plasticité. La plasticité synaptique, c'est la propriété qu'ont les connexions entre les neurones, appelées synapses, de changer en fonction de l'usage qui en est fait. C'est ce qui donne de la souplesse au cerveau et lui permet d'évoluer dans ses aptitudes selon l'environnement. Grâce à la plasticité synaptique, notre cerveau peut évoluer tout au long de l'existence. Les psychothérapies qui nous « changent » sont possibles grâce à cette plasticité. Revenons à cette voie mTOR. Elle régule la fabrication des protéines impliquées dans la création de connexions synaptiques dans le cerveau qui sont altérées en cas de dépression ou de stress. Chez les individus atteints de diabète chronique, et en cas de dépression, les dommages causés dans cette voie expliquent que les antidépresseurs classiquement efficaces le sont beaucoup moins. Le traitement reste alors le changement de régime alimentaire.

Se nourrir de façon excessive à base d'aliments gras et frits, associés à des aliments raffinés (industriels) et sucrés, augmente significativement le risque de dépression. En revanche, des sujets qui ont un régime fait de fruits, de légumes frais, de graisses insaturées, de poisson et de noix voient le risque de faire une dépression diminuer de 30 % par rapport à une population qui se nourrit davantage de viande et de produits laitiers.

Un dernier conseil : privilégiez les légumes frais[8]. Cependant, les surgelés sont également intéressants pour leurs qualités nutritives conservées. Quant aux céréales, préférez-les entières (pâtes, riz ou pain complets).

LE RÉGIME ANTIDÉPRIME : ARRÊTER LE RÉGIME !

Les régimes rendent souvent morose ou irritable. Ce n'est pas un hasard. Beaucoup de régimes sont à l'origine d'une raréfaction des nutriments nécessaires à un bon équilibre émotionnel. À vouloir éliminer trop drastiquement le sucre, le gras et les calories, le danger c'est de se priver d'aliments très bénéfiques pour le moral. À cela s'ajoute la perte de plaisir que procure le fait de manger ce que l'on aime. Or, pour certains, l'alimentation est un des principaux plaisirs, parfois le seul, surtout quand il est associé à d'autres moments heureux liés à la convivialité. Suivre un régime, c'est en effet souvent s'isoler et manger seul(e) pour ne pas imposer à autrui ses choix alimentaires, ou ne pas être tenté(e) par le plat des autres.

Puisque, en période dépressive on n'a plus goût à rien, il est donc très important de faire naître le plaisir en soignant son alimentation et la présentation des plats. Aussi est-il essentiel de cultiver les plaisirs les plus fondamentaux, dont celui de se nourrir.

Ainsi, si on le supporte et si on l'apprécie, boire du lait, c'est renouer avec les caresses et les paroles bienfaisantes de ce qui donne aux nourrissons goût à la vie. Quoi qu'il en soit, il faut faire surgir des odeurs, des goûts, des consistances, des présentations, réaliser des plats qui vous rappellent des souvenirs agréables, tapis dans les tréfonds de la mémoire ancienne (cette zone s'appelle l'amygdale, mais n'a rien à voir avec celles de la gorge).

Mangez le plus souvent accompagné(e), même si vous n'êtes pas en état de converser. La présence d'autrui rendra le repas plus chaleureux et vous ouvrira l'appétit. Même quand vous mangez seul, ne négligez jamais la présentation. Faites un joli emplacement sur la table, et privilégiez les aliments que vous aimez, les aliments de réconfort. En cas de déprime, l'appétit est souvent coupé, aussi profitez de chaque modeste envie pour vous nourrir. En revanche, évitez l'alcool. C'est, on l'a vu, un faux ami, qui apaise l'anxiété sur le moment pour mieux la faire surgir une fois l'effet passé et qui, à moyen terme, renforce la dépression.

Parmi les aliments plaisir efficaces contre la déprime, il en est un qui occupe une place de choix : le saumon.

DU SAUMON, POUR VOIR LA VIE EN ROSE

Les oméga 3, sont des acides gras polyinsaturés. Ils sont dits essentiels car ils sont indispensables à l'organisme qui est incapable de les fabriquer. Aussi, est-ce seulement grâce aux apports alimentaires que les besoins de l'organisme pourront être couverts.

On connaissait les effets bénéfiques des oméga 3 sur le système cardio-vasculaire. Mais des travaux récents, menés chez l'animal par l'unité nutrition et neurologie intégrée de l'Inra[9], NutriNeuro, démontrent désormais leur impact sur les neurones. Les oméga 3 sont très utiles contre la déprime. Le cerveau est principalement constitué d'acide gras et s'il était un moteur, les oméga 3 seraient son meilleur carburant. Une carence alimentaire en oméga 3 peut donc induire dépression et stress.

On trouve les oméga 3 en grande quantité dans les poissons gras qui vivent en eaux froides. Ce sont surtout le saumon (sauvage notamment), le hareng, le maquereau, le flétan, la sardine et l'anchois. D'autres poissons gras, comme le thon, en sont riches, mais peuvent contenir de fortes quantités de métaux lourds et de polluants, car ils sont en bout de chaîne alimentaire. Les poissons, tout comme nous, ne synthétisent pas eux-mêmes les acides gras et les assimilent à partir de leur nourriture. Ils en trouvent dans les micro-algues qui sont capables de les fabriquer. C'est pourquoi les poissons d'élevage ne contiennent que peu d'oméga 3 s'ils ne sont pas ainsi alimentés.

En sus des poissons gras, certaines huiles sont riches en oméga 3. C'est le cas de l'huile de graines de chanvre. Elle contient non seulement des oméga 3

ALA (à chaîne courte) présents dans la plupart des autres huiles végétales, mais aussi de manière unique des oméga 3 SDA (à chaîne moyenne), qui sont plus facilement assimilés par l'organisme. Le chia est une plante qui s'apparente à la menthe et à la sauge. Les populations aztèques et mayas en étaient de grandes consommatrices. Elle est la plus importante source d'oméga 3 végétal. Son huile se conserve longtemps. L'huile de colza[10] a aussi une bonne teneur en oméga 3. Tout comme l'huile de noix (et donc les noix) ainsi que d'autres huiles moins consommées comme l'huile de cameline, de sauge sclarée, de germes de blé. Enfin, les légumes verts à feuilles comme les salades de laitue, de mâche ou le chou en contiennent aussi.

Comment les oméga 3 agissent sur l'humeur et le stress ?

Dans un premier temps, les chercheurs ont prouvé que les oméga 3 régulaient la synthèse des endocannabinoïdes et, de ce fait, la communication neuronale.

La moindre capacité de communication neuronale induite par un régime carencé en oméga 3 se traduit, chez la souris, par des troubles de l'humeur, voire de dépression, et une diminution des compétences cognitives. Si l'on connaît les cannabinoïdes exogènes, présents dans le cannabis, on a découvert dans les années 1990 des cannabinoïdes endogènes (ou endocannabinoïdes) sécrétés par notre organisme.

Actuellement cinq ont été isolés, dont le premier, en 1992, l'anandamide, qui a un mode d'action très proche du THC (principe actif du cannabis) et qu'on a déjà évoqué à propos du chocolat[11]. Les endocannabinoïdes sont essentiels dans le fonctionnement de l'organisme. Ils stimuleraient notamment la libération d'autres neurotransmetteurs. Les chercheurs ont comparé l'effet du stress selon les rations d'oméga 3 reçues chez les souris. Les animaux non carencés en oméga 3 sont protégés face au stress et retrouvent un comportement normal une fois l'épisode stressant terminé. Tandis que les souris carencées restent anxieuses. Cet effet des oméga 3 passe par la régulation de la production de glucocorticoïdes. Les glucocorticoïdes naturels, fabriqués par notre organisme, sont la cortisone et l'hydrocortisone (ou cortisol). Ils ont notamment un effet sur l'inflammation, la douleur, le métabolisme des glucides et des protides, et sur l'humeur.

Les oméga 3 luttent contre la dépression par leur action anti-inflammatoire. En effet, en cas de dépression avérée, des marqueurs biologiques, qui signalent un état inflammatoire, augmentent souvent. Or, en plus de leur action sur le cortisol, les oméga 3, quand ils sont dégradés, libèrent des prostaglandines qui ont des propriétés anti-inflammatoires.

En second lieu, les oméga 3 sont utilisés pour constituer les membranes des neurones dont ils améliorent la plasticité, la fluidité et la croissance. Cependant, il faudrait davantage d'études cliniques pour confirmer l'efficacité des supplémentations en acides gras polyinsaturés chez des sujets dépressifs. En attendant, ne vous privez pas d'en absorber grâce entre autres au saumon et à l'huile de noix !

LES VITAMINES B, COMME BONNE HUMEUR

Parmi toutes les vitamines, celles qui mériteraient le premier prix pour le bien-être moral qu'elles procurent sont, sans conteste, les vitamines B.

La vitamine B6, comme Bonheur

Et la première de cette catégorie est, sans hésitation, la vitamine B6 !

Les bactéries de votre intestin en fabriquent un peu, mais pas suffisamment pour couvrir vos besoins, aussi doit-elle être présente dans l'alimentation. Cette vitamine est un cofacteur indispensable dans différents domaines. Un effet peu connu par exemple de la vitamine B6 est qu'elle atténue les manifestations du syndrome prémenstruel des femmes qui prennent la pilule, telles que l'irritabilité, l'anxiété ou les variations d'humeur. Elle pourrait être également bénéfique, on utilise volontairement le conditionnel à ce jour, contre certains symptômes des personnes souffrant d'autisme, surtout quand elle est prise en association avec du magnésium (présent dans les céréales complètes, le cacao, les fruits secs, les fruits oléagineux, les noisettes, ou les haricots blancs secs).

Les bébés qui naissent d'une mère carencée en vitamine B6 sont en moyenne plus irritables, se consolent moins vite, pleurent plus longtemps et plus fréquemment. Ils sont aussi davantage soumis aux risques de convulsions. Par ailleurs, ces bébés sont plus sujets aux troubles psychosomatiques tels que les douleurs abdominales et l'eczéma. Les adultes en carence de vitamine B6 sont victimes de divers types de troubles de l'humeur. Ils sont moins aptes à répondre efficacement aux situations stressantes. Ils sont volontiers atteints de spasmes musculaires et de désordres nerveux. Cette vitamine est donc celle qui intervient le plus dans l'équilibre émotionnel, la régulation de l'humeur et le mieux-être moral.

Quels sont ses mécanismes d'action dans ces différents domaines (car la vitamine B6 remplit par ailleurs d'autres fonctions pour assurer globalement un bon équilibre physiologique) ?

On verra plus loin en détail qu'elle joue un rôle dans la fabrication du GABA, un composé cérébral qui permet de parer aux excitations nerveuses. Par ce biais, elle atténue le risque de convulsions, elle permet à l'individu de s'apaiser en cas d'anxiété et de stress et elle est indispensable à un bon sommeil.

Mais, en plus de celle du GABA, elle participe également à la biosynthèse de la sérotonine, autre neuromédiateur primordial du bien-être. Elle est aussi indispensable à la synthèse de deux autres neuromédiateurs : l'adrénaline et la dopamine[12] qui, on l'a vu, sont des modulateurs émotionnels fondamentaux. Par exemple, le phénomène de frisson que vous ressentez parfois lors de l'écoute d'un morceau de musique se produit via la sécrétion préalable de dopamine. Noradrénaline et dopamine sont les neuromédiateurs de la motivation, de la prise d'initiative, de la mise en projet et de la mise en application, de l'action concertée liée aux désirs et à la volonté. La vitamine B6 joue donc un rôle majeur sur le moral, l'humeur, le dynamisme, la motivation et la sérénité du fait de son utilité dans la fabrication de ces trois principaux neurotransmetteurs.

La vitamine B6 agit aussi en favorisant l'absorption du magnésium alimentaire qui est bien utile, comme vous le savez sans doute, pour l'équilibre émotionnel. De plus, elle contribue (en association avec ses cousines germaines les vitamines B9 et B12) à diminuer le taux d'un acide aminé, l'homocystéine, en le convertissant ou en le recyclant en un autre acide aminé[13]. Or cet acide aminé (qui a la particularité d'être soufré) est toxique, notamment pour le système vasculaire, en favorisant l'athérosclérose (obstruction des vaisseaux). Cette atteinte généralisée des vaisseaux sanguins a un impact sur l'organisme entier et en particulier sur les vaisseaux du cerveau. Quand ces derniers sont atteints, cela provoque des troubles du fonctionnement intellectuel avec, à l'extrême, des démences dites vasculaires occasionnant un fort déclin cognitif ainsi que des troubles affectifs et nerveux selon les régions cérébrales atteintes. L'homocystéine est aussi directement toxique pour les neurones et, à ce titre, est un acide aminé désormais reconnu comme facteur de risque pour la dépression[14], la schizophrénie[15] et la maladie d'Alzheimer[15].

Une autre particularité de la vitamine B6 consiste à faciliter l'action de la taurine. Cet acide aminé a parfois mauvaise presse quand il est ajouté aux boissons énergisantes. Pourtant, il facilite la récupération musculaire, d'où l'intérêt que lui portent les sportifs qui en prennent sous la forme de compléments alimentaires. Son nom vient de taureau, car cet acide aminé a été isolé pour la première fois dans de la bile de taureau. La taurine aurait, en cas d'apport par le biais d'aliments, un effet calmant et une activité fixatrice du magnésium, favorisant l'action de ce dernier. La taurine permettrait aussi de contrôler le taux de catécholamines (hormones du stress) et des neurotransmetteurs excitateurs. Elle réduit de ce fait la vulnérabilité au stress. Par ailleurs, elle renforce l'action de « pare-excitation » du GABA, car elle a une analogie de structure avec celui-ci. Ainsi la taurine, comme le GABA, réduit le risque de convulsions, diminue le risque d'anxiété et atténue les tremblements ou spasmes liés à la fatigue. Par ailleurs, la taurine augmenterait le niveau global de vigilance.

Alors, pour ne pas manquer de vitamine B6, resservez-vous de dinde rôtie, de foie de bœuf, d'agneau ou de veau, mais aussi de saumon sauvage de l'Atlantique, poché ou sauté, de morue, d'avocats, de pommes de terre avec leurs peaux, cuites au four, de pois chiches en conserve, ou de toutes sortes de choux. Et n'hésitez pas à prendre une banane au dessert. Elle peut même être poêlée, car la vitamine B6 résiste bien à la chaleur et à la cuisson, mais, hélas, pas flambée, car le rhum est déconseillé, puisque l'alcool « consomme » une grande partie de la vitamine B6. Une supplémentation en vitamine B6 est d'ailleurs indispensable chez ceux qui sont de grands consommateurs d'alcool.

Pour un apport de 100 % des besoins quotidiens, une femme peut manger 120 g de darne de saumon, 200 g de riz complet et 100 g (4 tranches) de pain complet.

Si 1,5 mg par jour de vitamine B6 est nécessaire pour une femme, il en faut 1,8 mg pour un homme, 2 mg pour une femme enceinte ou allaitante et 2,2 mg pour une personne âgée. L'enfant a besoin de 0,1 à 1,3 mg selon son âge.

Voici des exemples d'aliments, avec leurs quantités en mg de vitamine B6 pour 100 g :

- Pistache (1,7).
- Ail (1,6).
- Germe de blé (1,3).
- Foie (1).

- Cœur de palmier (0,8).
- Poisson gras (0,5).
- Riz complet (0,5).
- Légumes secs (0,4).
- Viandes et volailles (0,4).
- Banane (0,36).

La vitamine B1, comme Béribéri

La vitamine B6 n'est pas la seule à contribuer au bien-être mental et à la gestion de vos émotions. Ses sœurs et cousines jouent aussi un rôle. C'est le cas de la vitamine B1, ou thiamine.

Elle est considérée par l'Organisation mondiale de la santé comme un aliment essentiel. Elle joue un rôle fondamental dans la fabrication des ressentis, car elle autorise la fabrication d'acétylcholine qui permet la transmission de l'influx nerveux. Elle aide le cerveau à utiliser le glucose qui est aussi indispensable pour son fonctionnement que l'essence ou l'électricité pour un moteur de voiture. Vous vous sentez las(se), irritable, déprimé(e) ? Il s'agit peut-être d'un manque de vitamine B1. En effet, il n'est pas rare d'être en carence de thiamine à l'occasion, notamment, d'un régime déséquilibré, dépourvu entre autres de céréales complètes (c'est le cas par exemple du paysan chinois qui ne mange que du riz blanc, décortiqué). Une telle carence provoque un état maladif, nommé béribéri, qui associe à une insuffisance cardiaque des troubles neurologiques. Son nom vient du Sri Lanka et signifie en langue cinghalaise « je ne peux pas, je ne peux pas », car l'extrême fatigue est l'un des principaux symptômes apparents de ce déficit en vitamine B1. Attention aux consommations excessives de thé, de café ou d'alcool qui gênent l'absorption intestinale de cette vitamine. De même, ceux qui boivent trop d'eau, 3 litres ou plus par jour, vont éliminer la thiamine de leur organisme, car elle est très soluble. En outre, la cuisson des aliments la détruit. Heureusement, elle n'est pas rare dans l'alimentation. Une bonne nouvelle pour les amateurs de bière (la choisir non filtrée) : la levure de bière en est riche, ainsi que la levure de boulanger, les céréales complètes. Il y en a aussi dans les noisettes, les œufs de poissons, les pistaches, le paprika, le foie, les œufs, les pommes de terre, la viande de porc, les châtaignes, les lentilles. En cas de dépression, n'hésitez donc pas à en augmenter les apports !

Vitamines B2 et B3, comme Booster

Après la vitamine B1, voici la B2. Son petit nom est riboflavine. Elle aide à la production d'énergie à partir des glucides, des lipides et des protéines. Sa carence est rare. Mais elle peut occasionner, en plus de problèmes de vue, une fatigue accompagnée d'irritabilité, voire d'un état dépressif. Heureusement, on en trouve dans toutes les feuilles vertes, les levures de boulanger ou de bière, les champignons, les céréales complètes (pain complet par exemple) les œufs, les asperges, les avocats, la volaille. Et elle résiste à la chaleur de la cuisson.

La vitamine B3 s'appelle aussi vitamine PP ou niacine. Comme la B2, elle est productrice d'énergie et c'est donc un booster de réactions chimiques essentielles. Elle participe aussi à la transmission entre les neurones. Sa carence n'est pas rare, surtout parmi les populations qui n'ont pas accès à une alimentation équilibrée, notamment en Afrique ou en Asie, où le riz blanc est la base sinon l'essentiel de la nourriture. Un problème d'absorption intestinale peut aussi être responsable de manque en vitamine B3. Et comme pour les autres vitamines B, l'alcoolisme chronique entraîne une mauvaise absorption de la vitamine B3. Cela occasionne une maladie nommée la pellagre qui peut être mortelle. Sur le plan émotionnel, la carence en vitamine B3 occasionne une fatigue, une perte de réactivité, une tristesse ou une fluctuation de l'humeur, la perte du sens de l'humour et certaines formes d'anxiété. En cas de doute, si vous êtes atteint(e) de ces troubles, mangez des volailles, des céréales complètes, du foie, de la levure alimentaire, des rognons, du cœur, des cacahuètes (mais avec la peau) ou du thon. La levure de bière en est très riche (ce fut le premier traitement de la pellagre). Les noix en contiennent et à moindre concentration on en trouve dans les avocats, les tomates, les carottes, la patate douce, le brocoli.

L'organisme peut fabriquer de la vitamine B3, mais à partir de tryptophane et de la vitamine B6 qui doivent donc être apportés en suffisance par l'alimentation.

Vitamines B8 et B12, comme Beauté et Blancheur

La vitamine B8[17] est plus connue sous le nom de biotine et sert à renforcer les cheveux et les ongles. Sa carence est très rare car les bactéries intestinales en synthétisent et ses causes sont essentiellement un problème de microbiote. Cela occasionne aussi un état dépressif. Elle permet la synthèse des vitamines B9 et B12. On la trouve en quantité dans la gelée royale et la levure de bière. Les principales sources sont le foie, les légumineuses, le soja, la blette carde, la laitue, les carottes, les tomates, le chou, le lait de chèvre et de vache, les framboises, les fraises, le flétan et les noix.

Enfin, la vitamine B12[18] est très connue pour lutter contre certaines anémies. Les premiers signes de l'anémie sont la fatigue et la pâleur chez les personnes à peau claire. Sa carence est à l'origine d'une augmentation de l'homocystéine. Or une élévation de celle-ci est corrélée à un état dépressif. Des pertes de mémoire sont aussi observables pouvant faire penser à un déclin cognitif, j'y reviendrai. Enfin, une fatigabilité chez une personne anxieuse doit aussi y faire penser. Les foies, abats et fruits de mer en sont riches. Je vous reparlerai de cette vitamine pour lutter contre le déclin cognitif.

On voit que les vitamines B 6, 1, 2, 3, 8 et 9 ont des sources alimentaires communes. Et que les carences, en dehors d'un manque d'apport, ont des causes communes, comme la malabsorption intestinale ou un alcoolisme chronique. Les carences de plusieurs types de vitamines B peuvent donc aisément être associées, ce qui renforce le tableau des troubles émotionnels. On y pensera devant une fatigue, une perte d'appétit, des troubles de la mémoire, une irritabilité, une tendance à l'insomnie, une perte du sens de l'humour, une baisse de motivation et une humeur négative.

Voici un fruit qui en est riche : la banane !

LA BANANE DONNE LA BANANE !

Selon la tradition syrienne, la banane serait l'un des fruits du paradis rapporté par Adam et Ève (tous deux chastement recouverts de feuilles de bananier). Trace de cette céleste origine : une fois coupée transversalement, son centre semble dessiner une croix.

Les bananes mûres sont particulièrement riches en sucre et en potassium.

C'est un aliment aussi nourrissant que la pomme de terre (90 kcals pour 100 g) et aussi digeste en raison de sa faible teneur en graisse. Les Français en sont friands et depuis longtemps en raison des productions des départements d'outre-mer et des liens séculaires entre l'Hexagone et les pays producteurs, dont nombre d'ex-colonies.

Si cette expression a moins cours aujourd'hui, « être une banane » signifiait être benêt, et « se faire bananer » se faire avoir. Alors, faut-il y voir un mépris plus ou moins raciste à l'égard des cultivateurs de bananes d'antan ? Ou est-ce en lien avec le distrait qui glisse sur une peau de banane ? On n'est pas surpris que sa forme évocatrice renvoie d'autre part à une imagerie sexuelle qui se retrouve dans des expressions vulgaires telles que « se faire éplucher la banane » ou « flamber sa banane ». Pour autant, si cela fait écho symboliquement à la vigueur que ce fruit apporte, il n'est pas considéré comme aphrodisiaque. On retrouve cette notion de force virile dans le nom de banane donné aux coiffures qui faisaient partie, avec le blouson et les santiags, de la panoplie des rockeurs au milieu du XXe siècle. « Avoir la banane », ce n'est pas seulement bénéficier d'une forme morale et physique, c'est aussi être de bonne humeur. Une des origines de cette expression se réfère à sa forme qui pourrait être celle du sourire sur un visage. En raison de sa composition, la banane est un acteur de la joie de vivre. Elle contient en effet du tryptophane qui, on l'a vu, est le plus rare des acides aminés et qui est indispensable pour la fabrication de la sérotonine, ce neuromédiateur du cerveau qui active le bien-être. D'ailleurs beaucoup d'antidépresseurs « nouvelle génération » agissent en augmentant le taux de sérotonine dans le cerveau (en fait en empêchant sa dégradation naturelle).

La banane contribue donc à un meilleur état émotionnel, à lutter contre la tristesse et, globalement, à se sentir plus heureux. À l'apport de tryptophane s'ajoute l'apport de vitamines B qui participent aussi à l'équilibre émotionnel. La banane est une source importante de potassium qui est utile pour les capacités d'apprentissage, en particulier pour la vigilance et la concentration. Le potassium joue aussi un rôle dans la régulation du stress. D'ailleurs, quand on est en état de stress, notre taux de potassium a tendance à diminuer. En plus du tryptophane, la banane apporte à l'organisme deux autres acides aminés qui jouent un rôle majeur dans la bonne humeur et qui donnent de bonnes performances intellectuelles, ce sont la tyrosine et la phénylalanine. Tous deux en effet sont des précurseurs de la dopamine qui est un neurotransmetteur qui s'oppose à l'état dépressif. Ce n'est donc pas une légende : manger des bananes donne vraiment la banane, et c'est l'un des meilleurs antidépresseurs naturels !

LES FRITES DONNENT LA FRITE, OU BIEN FONT DÉPRIMER (SELON LEUR HUILE DE CUISSON)

Les frites sont des aliments qui donnent la frite.

L'expression « avoir la frite » détient le même sens qu'« avoir la patate ». C'est donc l'ingrédient pomme de terre qui est en jeu et qui permet d'avoir du tonus, d'être en forme. Cet aliment est associé à cette énergie, ainsi que sa forme et sa dureté qui sont sans doute à l'origine de l'expression « mettre une patate », qui signifie donner un coup de poing ou de pied (*a priori*) dans un ballon.

« Lâche pas la patate ! » est sans doute une expression française régionale ancienne qui a fleuri outre-Atlantique, au Québec et en Louisiane et qui est un encouragement à garder son énergie, à ne pas renoncer pour parvenir au but qu'on s'est fixé.

Mais si elle donne la patate, c'est que la pomme de terre est un aliment à haute teneur nutritive. Elle est consommée depuis plus de dix mille ans dans la cordillère des Andes où elle pousse naturellement. Elle fut introduite en Europe au début du XVIIe siècle par les conquérants espagnols. Elle est une source importante en glucides (19 g pour 100 g de pommes de terre) qui se présentent sous la forme de féculent (amidon), ce qui permet une sorte de libération prolongée du sucre.

Elle contient aussi des protéines : 2 g pour 100 g de pommes de terre. Ces protéines ont une bonne valeur biologique. Elles contiennent des acides aminés dits essentiels (car ils ne peuvent être fabriqués par le corps), dont la lysine qui les rend complémentaires avec les protéines des céréales. Elle contient aussi des vitamines, notamment la série des B, comme bonheur (B1, B2, B3, B5, B6, B9). Mais aussi plusieurs minéraux et oligo-éléments essentiels dont une part importante de potassium, de fer, de magnésium, de phosphore et de calcium. Facile à cultiver et riche sur le plan nutritif, la patate est l'un des aliments de base de l'humanité et est d'ailleurs l'un des légumes les plus consommés au monde. Mais son impact sur le bon tonus n'est pas uniquement dû à son apport nutritif et énergétique. D'ailleurs, l'absence de lipides et sa forte teneur en eau en font un aliment assez modérément énergétique : environ 80 à 85 kilocalories pour 100 g. À moins qu'elle ne soit cuisinée avec des matières grasses (sous forme de chips, le nombre de kilocalories est multiplié par 6 à 7 !). C'est d'ailleurs ainsi, frite, que la pomme de terre est la plus consommée dans certaines contrées comme la France et la Belgique. Mais sa réputation est telle que tous les fast-foods l'ont intégrée à leurs formules.

Son impact sur le tonus vient aussi de sa portée symbolique et de sa réputation d'aliment énergétique, qui fait prendre du poids (d'où l'expression peu flatteuse de « grosse patate » qui renvoie aussi à sa forme arrondie ou oblongue). Il vient enfin du caractère festif qui lui reste lié, à tous les âges de la vie, malgré son caractère commun et peu onéreux. En effet, la pomme de terre accompagne beaucoup de plats traditionnels familiaux en diverses contrées du monde. Et les grandes tablées familiales du dimanche ou des jours de fête accueillent volontiers, et toujours avec les cris de joie des plus jeunes, les plats de frites. La pomme de terre se marie bien avec les viandes riches des jours de bombance. Rares sont les aliments aussi ordinaires qui restent malgré tout associés aux repas les plus conviviaux. Les frites donnent la frite rien qu'en les voyant, car dans les souvenirs d'enfance elles sont associées au plaisir d'être ensemble.

Cependant, l'huile qu'on utilise pour faire les frites n'a pas le même intérêt que la pomme de terre. En effet, l'utilisation de graisses saturées ou d'acides gras trans (des acides gras insaturés transformés industriellement en acides gras saturés) est un facteur qui, en revanche, peut favoriser les états dépressifs. L'effet serait donc inversement proportionnel à la tonicité qu'apportent les patates. Si l'on consomme des pommes de terre frites dans des graisses saturées, on risque alors d'en avoir « gros sur la patate »…

Douze mille volontaires ont vu leur régime alimentaire et leur mode de vie analysés durant six années pour une étude menée en Espagne et publiée dans une revue américaine[19]. Si aucun n'était dépressif au début de l'étude, près de 660 d'entre eux souffraient de dépression à la fin des six années ! Or, les consommateurs d'acides gras trans et de graisses saturées présentaient un risque de dépression cinquante fois plus élevé que ceux qui ne consommaient peu ou prou aucune de ces graisses. Alors, pour réduire vos risques de dépression, continuez de manger des frites et des patates, mais réduisez l'apport de graisses de cuisson ou faites le choix d'huiles mono-insaturées qui peuvent être chauffées sans problème comme l'huile d'arachide ou d'olive (car, hélas, la plupart des huiles végétales insaturées se dénaturent à forte température). En Grande-Bretagne, l'expression « avoir la patate » se décline avec des haricots (*to be full of beans*), aliments également très énergétiques. En Russie, étonnamment, c'est le concombre qui en est la déclinaison (как огурчик). Faut-il y voir une connotation sexuelle ?

LE CHARDON-MARIE

Il existe des aliments méconnus qui permettent d'améliorer votre humeur. Les recherches se poursuivent et d'autres verront prochainement leur action sur votre moral démontrée scientifiquement. C'est le cas du chardon-Marie. Il s'agit d'une plante aux feuilles vert pâle veinées de blanc, lustrées et épineuses. Elle pousse dans les lieux secs, notamment autour du bassin méditerranéen. Son nom, en référence à la Vierge Marie, est en lien avec le récit biblique selon lequel Marie, fuyant Hérode, aurait caché son fils Jésus sous un bosquet de chardons. Elle l'y allaitait et les nervures blanches des feuilles seraient le reliquat des gouttes de son lait tombées sur celles-ci. Le chardon-Marie avait d'ailleurs autrefois la réputation de favoriser la lactation. Sur le plan culinaire, les feuilles, dont on ôte les pointes épineuses, se consomment comme des épinards. Les jeunes pousses apparaissent à la manière des asperges. Les boutons des fleurs, tels les artichauts. Les graines torréfiées, comme celles du café.

Dès l'Antiquité, ses vertus médicinales sont connues, et notamment son effet bénéfique sur les dyspepsies et les troubles hépatiques, reconnu scientifiquement aujourd'hui. L'un de ses produits actifs est un complexe flavonoïde découvert en 1968 et nommé silymarine. Il est présent dans toute la plante, mais surtout dans les graines mûres.

Ce sont ses actions sur le psychisme qui nous intéressent ici. Au Moyen Âge, le chardon-Marie était proposé contre les états mélancoliques (dus à l'époque, pensait-on, à un excès de bile noire). Aujourd'hui, un extrait de sa racine est utilisé dans des boissons énergétiques. Par ailleurs, une étude a comparé les effets des extraits de chardon-Marie et de la fluoxétine (composant du Prozac®) sur les troubles obsessionnels compulsifs en retrouvant une efficacité similaire sans plus d'effets secondaires[20]. Des études sur l'efficacité antidépressive devront être conduites.

LE BONHEUR EST DANS LE JEÛNE ?

On a vu que de nombreux aliments ont des vertus antidépressives. La solution pour être heureux serait donc simple : mangeons autant que nous pouvons, et nous serons joyeux ! Or ce n'est pas le cas. Pourquoi ?

D'abord, parce qu'il existe d'autres facteurs que la nourriture qui agissent sur notre humeur. Mais aussi, comme on l'a vu, parce que tous les aliments n'ont pas le même impact sur celle-ci. Quand certains l'améliorent, d'autres contribuent à engendrer une humeur dépressive.

Par ailleurs, ne pas trop manger, voire jeûner possède un effet antidépresseur et, plus globalement, un effet régénérateur !

Le jeûne est pratiqué dans de nombreuses religions. S'il est habituellement déconseillé par la plupart des médecins nutritionnistes, d'autres voix s'élèvent pour considérer qu'il peut avoir, s'il est conduit sans excès, des effets bénéfiques. Ainsi, en 2013, des chercheurs d'une équipe de l'université de Californie du Sud ont démontré qu'un jeûne de soixante-douze heures (tout en buvant de l'eau) permettrait de régénérer le système immunitaire[21]. En effet, l'état de jeûne pousserait la moelle osseuse à fabriquer quantité de globules blancs pour défendre contre les infections un organisme menacé d'affaiblissement. En parallèle, les cellules du système immunitaire qui sont abîmées ou plus anciennes sont détruites. C'est donc un système immunitaire tout neuf qui s'installe.

Le jeûne réduirait également la production d'enzymes PKA qui participent au processus de vieillissement cellulaire et à la naissance de cellules cancéreuses. Donc si jeûner peut présenter des risques, cela peut être aussi très bénéfique.

La stimulation du système immunitaire s'accompagne d'une stimulation de l'humeur, comme pour venir compenser la faiblesse induite par le risque de carence en glucose. Avez-vous déjà entendu parler de la ghréline ? C'est une hormone fabriquée essentiellement dans l'estomac. Son rôle est de stimuler l'appétit. Quand son taux augmente, le cerveau déclenche le processus de la sensation de faim et sa préoccupation première devient alors de trouver le moyen de s'alimenter. Le taux de ghréline augmente donc avant les repas et diminue après ceux-ci. Si vous tardez à prendre votre repas, si vous le sautez ou, pire encore, si vous jeûnez, la sécrétion de ghréline va croître. Or la ghréline a un effet antidépresseur. D'ailleurs, si l'on injecte cette substance à des rongeurs, leurs symptômes de stress diminuent. Et s'ils sont soumis à un régime hypocalorique, ils réagissent pareillement[22]. Il est aussi démontré que la ghréline, chez l'animal, améliore la mémoire[23] ainsi que la qualité des apprentissages. C'est sans doute ce qui fait dire aux adeptes du jeûne que jeûner régulièrement améliorerait la qualité du sommeil, la vivacité intellectuelle, l'attention et la concentration. Donc, en l'absence d'hypoglycémie, on apprendrait mieux le ventre vide ! Cela n'est pas illogique. L'objectif de dame Nature était sans doute de maintenir une force morale et un bon état de vigilance pour partir en quête de nourriture. Certains conseillent un jeûne d'une journée par semaine pour prévenir le risque de maladie d'Alzheimer et le déclin cognitif, car cela lutterait contre l'inflammation cérébrale et améliorerait les fonctions cognitives en augmentant les facteurs neurotrophiques, qui promeuvent la croissance des neurones, la connexion entre eux et la puissance des synapses.

Les partisans du jeûne comparent ses effets à ceux d'exercices physiques réguliers. Le jeûne peut également stimuler la production de nouvelles cellules nerveuses depuis les cellules souches de l'hypothalamus. Le jeûne induit aussi la production de cétones (une source d'énergie pour les neurones) et augmente le nombre de mitochondries dans les neurones. Ce faisant, la capacité des neurones à se former et à maintenir les connexions entre eux s'améliore parallèlement, perfectionnant ainsi l'apprentissage et la mémoire.

Des chercheurs californiens ont récemment publié une étude[24] où des cycles réguliers de jeûnes protégeraient le système nerveux des dégénérescences et provoqueraient la régénération du système nerveux. Ils en ont conclu que cette pratique ferait passer les cellules souches d'un état latent à un état d'autorégénération. Elle déclencherait la régénération des cellules souches d'un organe ou d'un système, et notamment du cerveau et du système nerveux.

Mais attention, ne débutez jamais un jeûne sans avis médical ! Car, mal conduit, il peut présenter des risques pour la santé (cardio-vasculaires). Le mieux est de se faire accompagner par un diététicien aguerri aux pratiques du jeûne, après un bilan médical l'autorisant.

Si vous jeûnez, buvez beaucoup d'eau car le manque d'aliments déshydrate. Et occupez-vous. Jeûner, ce n'est pas la grève de la faim ! Vous pouvez boire des jus de fruits naturels ou prendre des soupes de légumes maison, sans graisses ni féculents. À la fin de celui-ci, ne vous gavez pas ! Retrouvez votre rythme alimentaire en trois à quatre jours, en gardant pour plus tard les graisses animales et les aliments très sucrés.

Ce que vous mangez ne sert pas uniquement à vous nourrir. Vous en faites profiter un certain nombre d'organismes, justement nommés saprophytes. Ceux-ci vont jouer un rôle essentiel dans votre humeur, comme dans vos divers états psychologiques.

4

Montre-moi tes selles, je te dirai qui tu es

VOUS AVEZ UN DEUXIÈME CERVEAU !

Vous n'êtes pas seul dans votre corps.

Vous cohabitez avec des milliards d'êtres unicellulaires, et, notamment, des bactéries. Elles sont 10 000 milliards environ. Elles forment votre microbiote intestinal, elles vont influencer l'ensemble de votre organisme, votre santé physique comme vos ressentis émotionnels et votre santé mentale. C'est un écosystème composé de dix fois plus de bactéries que votre corps ne contient de cellules. L'ensemble des gènes de ces micro-organismes constitue ce que les biologistes appellent le métagénome intestinal. Il a commencé à se former à l'occasion de votre naissance, lors de l'accouchement, entre autres à partir de la flore fécale et vaginale de votre mère. Adulte, il constitue un véritable organe microbien, non palpable, qui peut peser jusqu'à trois kilos. Il joue un rôle fondamental en permettant la transformation de ce que vous mangez en nutriments essentiels, en vitamines et en énergie. Il participe aussi à mettre en place votre système immunitaire. On découvre aujourd'hui à quel point il est impliqué dans des pathologies non digestives en lien avec le cerveau. Votre flore intestinale, qui dépend notamment de votre alimentation, influence dès votre naissance et au fil de votre existence vos fonctions cérébrales, vos humeurs et votre comportement. De nombreuses études récentes chez l'animal et chez l'humain permettent de confirmer ce que l'on nomme l'axe intestin-cerveau. Cet axe va dans les deux directions. Le cerveau va pouvoir agir sur la motricité (contraction ou non) de vos intestins, leur sensibilité et leurs diverses sécrétions. C'est pourquoi, dès la toute petite enfance, beaucoup de désordres émotionnels sont à l'origine de problèmes intestinaux. En retour, le contenu de votre intestin est un acteur de votre bien-être mental ou de vos troubles médico-psychologiques. Le microbiote communique avec votre système nerveux central selon des voies directes et indirectes telles que le nerf vague. C'est le plus long des nerfs crâniens. Il innerve le système digestif, mais aussi le cœur, les poumons, les glandes surrénales, le pancréas, la glande thyroïde et d'autres glandes endocriniennes. La communication se passe aussi via les hormones (sécrétées par les glandes endocriniennes). Elle agit dans les deux sens.

LES MALADIES PSYCHOSOMATIQUES (ASTHME, ECZÉMA, DOULEURS ABDOMINALES...) SE SOIGNENT D'ABORD DANS VOTRE ASSIETTE

Parmi ces diverses pathologies non digestives influencées par la flore intestinale, on trouve des maladies psychosomatiques intestinales bien sûr, ne seraient-ce que des spasmes, mais aussi d'autres, plus complexes, telles que l'asthme allergique.

Les maladies psychosomatiques sont des maladies au substrat physique, mais dont l'évolution est dépendante en partie de l'équilibre émotionnel. Si l'on donne à la souris qui vient de naître des antibiotiques qui modifient totalement sa flore intestinale, on augmente le risque qu'elle développe un asthme allergique. Plus l'antibiotique a une action dévastatrice sur la diversité de la flore, plus le risque est important. En revanche, chez la souris adulte, il n'en est rien. Ce serait donc au début de la vie que le microbiote influence le développement du système immunitaire et qu'une éventuelle perturbation puisse être à l'origine de l'asthme allergique. En revanche, pour d'autres troubles, l'adulte est autant touché que l'enfant. Pour l'eczéma, autre maladie psychosomatique, le microbiote jouerait aussi un rôle.

Une autre pathologie où le microbiote intestinal est fortement soupçonné de jouer un rôle central, ce sont les douleurs abdominales récurrentes de l'enfant, pathologie qui affecte un pourcentage important d'entre eux (de 15 à 40 % selon les études !) et pour lesquelles l'absence de lésions locales les fait considérer comme uniquement fonctionnelles (psychosomatiques). On sait désormais qu'il y a une traduction des émotions dans la flore intestinale. Celle-ci s'avère différente chez les enfants souffrant de douleurs abdominales récurrentes et du syndrome de l'intestin irritable de celle des enfants sains qui présentent une composition anormalement élevée de certaines espèces bactériennes[1]. Il s'agit donc bien de facteurs psychosomatiques, démontrant les liens entre émotions, douleur et modification du microbiote. Là encore, des interventions nutritionnelles pourraient renforcer des populations microbiennes bénéfiques. Ainsi, les probiotiques, ces micro-organismes vivants, qui, apportés régulièrement par l'alimentation, peuvent produire des effets bénéfiques sur la santé humaine, au-delà de leurs effets nutritionnels, en maintenant ou en rétablissant l'équilibre du microbiote. D'ailleurs, on sait depuis peu que les probiotiques peuvent dialoguer avec les bactéries intestinales par l'intermédiaire de petits peptides qu'ils sécrètent et qui peuvent avoir une action antibactérienne, modifiant ainsi la composition du microbiote.

BUVEZ DU LAIT FERMENTÉ SI VOUS ÊTES ANXIEUX(SE), HYPERACTIF(VE), PAS BON(NE) À L'ÉCOLE, VOIRE CARRÉMENT PROCHE DE LA DÉMENCE...

L'hyperactivité avec déficit de l'attention, ou TDHA, est un syndrome qui touche les enfants, surtout les garçons, ainsi que des adultes. Certains mettent en avant la possibilité d'une amélioration des symptômes grâce à l'apport de probiotiques dans l'alimentation. Mais on manque d'études scientifiques rigoureuses pour le confirmer. Cependant, il est intéressant de noter qu'au XVIIIe siècle les aliments fermentés étaient proposés comme traitement pour ce qu'on appelait alors l'« inattention » et qui préoccupait déjà les pédagogues européens de l'époque.

L'inattention, ou la distraction, étaient présentées comme des « vices contraires à une saine raison », notamment par le philosophe écossais James Beattie dans un essai publié en 1770. Le médecin allemand Melchior Adam Weikart[2] décrit le « manque d'attention » ou « *Attentio volubilis* », qui est considéré comme la première description comparable historique de ce qui est aujourd'hui appelé « trouble déficitaire de l'attention avec hyperactivité ». Pour lutter contre ce fléau, il proposait, dans un traité de 1775[3], la pratique de l'équitation (on conseille aujourd'hui aussi de l'exercice physique), de la poudre de fer et... du lait fermenté.

L'équipe du Pr Collins a montré qu'une modification de la population en bactéries du microbiote par la prise d'antibiotiques pouvait produire des comportements anxieux. Cela a été observé chez des souris qui, jusqu'alors, n'en présentaient pas. Les chercheurs ont en effet interverti par transplantation le microbiote des deux groupes de rongeurs et ont observé un changement de comportement. Les souris timides et anxieuses sont devenues exploratrices et vice versa. On a aussi constaté, chez celles devenues exploratrices, une augmentation de l'expression du facteur neurotrophique, cité plus haut.

L'anxiété apparaît donc en lien avec les facteurs cognitifs, ce qui n'est pas une surprise car les capacités de rationalisation sont des facteurs d'apaisement. On a observé chez des souris qu'on a rendues anxieuses et sensibles au stress par l'ablation de leur bulbe olfactif (elles ne pouvaient plus rien sentir et par conséquent ne pouvaient plus se repérer) une modification de leur microbiote. Ainsi stressées, les souris libèrent de la corticoliberine dans leur cerveau. C'est un neuromédiateur impliqué dans la gestion du stress. Or la simple injection de corticoliberine dans le cerveau de souris normales a modifié leur microbiote ainsi que la motilité du côlon. On voit donc que les centres émotionnels du cerveau et le microbiote intestinal s'influencent mutuellement. Ces relations permettent alors d'envisager de nouveaux traitements contre le stress, notamment en modifiant le microbiote par une alimentation riche en probiotiques (présents dans les aliments fermentés). D'ailleurs, l'apport sur des souris de lactobacillus (une bactérie « gentille » habituellement présente dans l'intestin et qu'on trouve notamment dans le lait fermenté) a permis de réduire la sécrétion de corticostérone induite par le stress. Cette action du microbiote contre le stress se produirait via les récepteurs GABA du cerveau (qui calment l'excitation cérébrale). Mais il est probable que d'autres modes d'action existent. Les effets du stress sont visibles par des imageries cérébrales (IRM). Or des prises de probiotiques sur un mois peuvent entraîner une modification de ces « images » liées au stress !

La flore intestinale agit aussi sur le développement cognitif des sujets âgés ou des plus jeunes. En effet, le microbiote influence la sécrétion d'une protéine qui joue un rôle majeur dans la croissance, la différenciation et la préservation des neurones et des synapses (espace de communication entre les neurones) : le facteur neurotrophique cérébral[4]. Ce facteur est actif dans plusieurs zones du cerveau qui sont essentielles pour les apprentissages, la mémoire et d'autres fonctions cognitives (intellectuelles). Dans la maladie d'Alzheimer on observe une diminution des taux de ce facteur de croissance dans le cerveau[5]. Il est aussi un régulateur de la dépendance aux drogues. Son faible niveau favorisant les divers états de dépendance.

SI VOUS ÊTES BOULIMIQUE, MANGEZ UTILE !

La boulimie et l'anorexie ont toujours été considérées comme la conséquence de déséquilibres psychologiques. Mais nous ignorons les mécanismes biologiques qui en sont à l'origine.

La caractéristique commune aux différentes formes de troubles du comportement alimentaire est la dérégulation alimentaire. Les appétences et les prises alimentaires sont alors diminuées ou augmentées selon les cas. Or, certains chercheurs suggèrent que le contenu alimentaire pourrait jouer un rôle du fait de son impact sur la flore intestinale et, par voie de conséquence, sur le cerveau.

Serguei Fetissov[6] et ses collaborateurs de l'unité « nutrition » de l'INSERM à Rouen[7] sont de ceux-là. Ils évoquent un dysfonctionnement de l'axe intestin-cerveau.

Si le stress a une influence sur la composition bactérienne de l'intestin, l'inverse serait vrai aussi. Les bactéries présentes dans le système digestif agiraient, comme on l'a vu, sur notre état psychique. Certaines de ces bactéries vont notamment produire, sous l'influence du stress, une protéine nommée ClpB. Or celle-ci agit comme la mélanotropine qui est l'hormone de la satiété dont elle est le sosie. Elle envoie donc un message au cerveau pour lui couper l'appétit. Les chercheurs ont exposé des animaux de laboratoire à ces bactéries productrices de ClpB, qui sont devenus anorexiques, ne mangeant plus et maigrissant. Ces mêmes chercheurs ont retrouvé la présence d'anticorps contre cette protéine (plus facile à trouver que la protéine elle-même) chez des personnes souffrant de troubles alimentaires. Les taux plasmatiques de ces anticorps dirigés contre ClpB, et donc aussi contre la mélanotropine qui est son sosie, sont plus élevés chez ces patients. De plus, la réponse immunologique de ces patients va déterminer le développement des troubles alimentaires vers l'anorexie ou la boulimie. Cette protéine (ClpB) est fabriquée par certaines bactéries telles qu'Escherichia Coli, présente naturellement dans la flore intestinale. En présence de la protéine, des anticorps sont fabriqués par notre organisme et dirigés contre celle-ci. Ces anticorps vont aussi se lier à l'hormone de la satiété du fait de sa ressemblance de structure, et donc modifier l'effet satiétogène de l'hormone. La sensation de satiété (absence d'appétit) est atteinte (anorexie) ou n'est plus atteinte (boulimie – hyperphagie). Par ailleurs, la protéine bactérienne apparaît elle-même posséder des propriétés anorexigènes (coupant l'appétit). Selon Serguei Fetissov et ses collaborateurs, dans les suites d'un grave stress ou de désordres émotionnels, des bactéries du microbiote produiraient plus de ClpB. Passant dans le sang, cette protéine induirait des anticorps qui couperaient l'appétit des individus concernés. Le stress ou le déséquilibre émotionnel pourraient aussi rendre la barrière intestinale plus perméable à cette protéine. Les variations de sécrétion de ces protéines induisent des variations de la prise alimentaire. Si ces hypothèses se confirmaient, un traitement de la flore intestinale pourrait être envisagé avec des aliments fermentés contenant des probiotiques. Ces aliments permettraient de modifier la population des bactéries intestinales en diminuant relativement la population pathogène au profit de bactéries qui ne modifient pas la satiété. Le traitement de l'anorexie et de la boulimie pourrait alors bien se trouver dans votre réfrigérateur.

LE YAOURT REND MOINS TIMIDE

Selon une grande enquête conduite sur 700 étudiants en 2014 par des professeurs de psychologie de l'État du Maryland[8], il existerait une connexion entre les aliments fermentés qui contiennent des probiotiques et l'anxiété sociale (forme pathologique de la timidité). Ces chercheurs ont fait le constat que les jeunes adultes qui mangent plus d'aliments fermentés ont moins de symptômes d'anxiété sociale. Des études antérieures sur des animaux avaient déjà établi un lien entre les probiotiques et l'amélioration de l'anxiété ou la dépression.

En donnant aux animaux de laboratoire des micro-organismes probiotiques – des lactobacilles, par exemple –, ces animaux ont eu tendance à être moins déprimés ou moins anxieux. Quelques essais sur l'homme ont aussi été menés, dans lesquels les chercheurs ont donné des probiotiques à leurs volontaires et ont obtenu une réduction des symptômes dépressifs et anxieux.

Cependant, aucune étude n'avait observé spécifiquement l'anxiété sociale. Et dans cette étude, ce qui est inédit, c'est qu'il s'agit d'aliments fermentés, non manipulés, et non des suppléments de probiotiques isolés et sans les protéines bioactives des aliments fermentés qui peuvent jouer un rôle.

L'anxiété sociale est parmi les troubles psychologiques le plus fréquents. La vie moderne favorise de plus en plus la nécessité de rencontres (autrefois l'agriculteur ne croisait pas grand monde et les relations dans la société étaient plus codifiées).

Cette anxiété est caractérisée par une peur qui survient en société, lorsqu'on se trouve confronté à d'autres individus. Elle correspond à ce qu'on appelle traditionnellement une timidité excessive. La présence d'autrui déclenche une gêne importante, voire une angoisse. Cela peut se révéler comme un véritable handicap dans la vie quotidienne. Ces peurs peuvent être déclenchées par l'appréhension d'être jugé par autrui ou de penser l'être en toute occasion. Les patients craignent d'être perçus négativement (ridicule, bizarre, laid, médiocre, mal à l'aise, etc.).

Le sujet anxieux social reconnaît que sa peur est démesurée, voire grotesque, mais il ne peut pour autant la surmonter. Les occasions de vie sociale sont donc peu à peu évitées par la personne qui souffre d'anxiété sociale, ce qui va aggraver son trouble et entraîner un isolement. Selon cette enquête, les aliments fermentés agiraient donc favorablement contre ce trouble et d'autant plus si les sujets concernés ont des antécédents familiaux de ce même symptôme, ce qui permet de concevoir une influence génétique ou bien un mode de vie transmis par la famille.

Pour expliquer cet impact positif, l'hypothèse suggérée par les chercheurs est que les probiotiques dans les aliments fermentés modifient la flore intestinale, que ces changements dans l'intestin vont à leur tour agir sur le cerveau et réduire l'anxiété sociale. Cela va dans le sens des découvertes actuelles sur ce « deuxième cerveau », ainsi qu'on nomme désormais l'intestin, et l'action sur notre psychisme des micro-organismes qu'il contient. On observe notamment une diminution de la perméabilité de l'intestin et de l'inflammation et une augmentation de GABA, ce neurotransmetteur qui est imité par des médicaments anti-anxiété comme les benzodiazépines. Les aliments fermentés vont augmenter le taux de GABA grâce à l'action des probiotiques qu'ils contiennent. Ce qui va réduire la sensation d'anxiété. Des recherches complémentaires doivent être menées pour confirmer cette action bénéfique des aliments fermentés contre l'anxiété sociale. Cependant, il s'agirait d'un moyen d'action à faible risque qui pourrait compléter l'arsenal thérapeutique (médicaments, psychothérapies, méditation) afin de lutter contre l'anxiété sociale, véritable fléau du XXIe siècle, et peut-être d'autres maladies occasionnant des difficultés relationnelles ou de communication, voire, à l'extrême, certains troubles du spectre autistique.

L'AVENIR EST AU FOND DU TUBE

La flore intestinale agit donc sur nos émotions et réciproquement. Elle est comme on l'a dit déterminée génétiquement, mais elle va dépendre aussi des événements de vie. Ainsi la façon de naître (par voie basse ou par césarienne[9]), l'allaitement naturel ou artificiel, le sport, le sommeil, les infections, tous les facteurs susceptibles d'agir sur nos émotions, les habitudes alimentaires ou, à l'inverse, les ruptures du régime habituel (en cas de séjour à l'étranger, par exemple), la quantité de prises d'antibiotiques au cours de sa vie, d'éventuelles interventions chirurgicales vont modifier votre microbiote. Et, par là même, votre équilibre émotionnel.

Le microbiote est spécifique à chacun. Si l'on peut trouver des microbiotes communs à des membres d'une même famille en raison d'habitudes alimentaires et d'un capital génétique commun, il existe en règle générale des différences significatives. Par ailleurs, les effets générés par le microbiote sur les émotions restent relativement propres à chacun. On envisage désormais comme traitement, comme on l'a expérimenté avec succès sur la souris, des greffes fécales chez l'homme qui permettraient de modifier la flore intestinale. Cela représente un espoir thérapeutique aussi bien pour les pathologies psychosomatiques telles que l'asthme, l'eczéma, les douleurs abdominales récurrentes, les allergies, l'obésité, les pathologies émotionnelles et diverses pathologies médico-psychologiques tels les différents types de dépressions ou les diverses formes d'anxiété, que pour les maladies somatiques telles que certaines pathologies intestinales. Pour cela, il faudra développer les techniques de séquençage des génomes du microbiote. Un séquençage qui se révélera aussi utile que le séquençage de notre propre ADN ! D'autant plus qu'il nous sera plus facile de modifier notre microbiote en modifiant notre alimentation que modifier notre ADN… Une analyse régulière de notre flore intestinale permettrait d'adapter notre régime alimentaire à son évolution tout au long de l'existence.

L'avenir proche est prometteur de découvertes sur diverses pathologies psychiatriques beaucoup plus graves que celles précédemment citées. En effet, il s'agit de savoir si les perturbations du cerveau dans les cas de schizophrénie, de maladie bipolaire ou d'autisme peuvent modifier la flore intestinale et le transit. Mais aussi de savoir quelle bactérie produit quelle molécule active sur le système nerveux, et si cette action se fait seule ou en coopération (dans ce cas, avec quelles autres bactéries), et de quelle manière agit cette molécule.

ALIMENTS FERMENTÉS ET PROBIOTIQUES NATURELS

Mais quels sont ces aliments fermentés qui pourraient soigner tous nos maux psychiques ?

Depuis l'Antiquité, la fermentation des aliments est réalisée dans un objectif de conservation après que l'on s'est rendu compte qu'une fois fermentés la bière, le pain, le vin ou le lait pouvaient être consommés sans danger. L'es yaourts (ceux du commerce moins que ceux que vous fabriquez vous-même), le kéfir, les fromages, la choucroute sont par exemple les produits de la fermentation. Ce fut grâce à la fermentation, mieux contrôlée dans l'Occident au XVIIIe siècle, que les marins purent conserver leur nourriture pour les longues traversées. La lacto-fermentation peut bénéficier notamment aux olives, aux anchois, aux bières de garde, aux vins de vendanges tardives. Aujourd'hui, dans les magasins de diététique vous sont proposés des produits fermentés sous la forme de miso, de tamari, de jus de légumes ou de plantes, de kombucha (issu de la fermentation d'un champignon dans du thé vert) ou encore de moût de pain (du pain liquide).

La fermentation crée de l'acide lactique qui va réguler le ph (degré d'acidité) de l'intestin et limiter ainsi l'installation de bactéries néfastes en privilégiant l'occupation du territoire intestinal par des « bonnes » bactéries, « complices » de notre organisme. Cet environnement bactérien sain permet une bonne digestion, la synthèse des vitamines B et de sels minéraux, augmente le taux d'acides aminés essentiels, développe des enzymes utiles, mais aussi des antioxydants.

Ainsi, le yaourt est du lait fermenté avec du *lactobacillus bulgaricus* et du *streptococcus thermophilus* qui se comptent en millions par gramme. Le taux d'acide lactique dépasse 0,7 %. Le yaourt ne doit toutefois pas être confondu avec le lait fermenté. On voit que la fermentation donne une certaine diversité de résultats. Le lait fermenté est fait à partir de *bifidobacterium longum* ou *lactis* et du *lactibacillus acidophilus* et contient moins de 0,6 % d'acide lactique. Ce lait fermenté existe depuis trois mille ans, par exemple sous la forme de kéfir ou koumys en Asie centrale et de lait Ribot en Gaule. Les légumes, surtout les doux, peuvent être fermentés, ce qui sauvegarde leurs nutriments : carottes, choux, radis, fenouil, concombre…

On les met à fermenter avec du sel, des herbes et des épices telles que de l'estragon, du curcuma ou de l'origan. Pour fermenter des légumineuses ou des céréales, il faut les précuire et ajouter des ferments.

5

Calmer le stress, l'anxiété, l'irritabilité, l'addiction grâce à votre alimentation

On vient de voir que le traitement d'un certain nombre de troubles anxieux pouvait faire appel aux aliments fermentés. Mais ce ne sont pas les seuls qui peuvent vous aider à calmer votre stress et votre anxiété.

En cas de période de stress, il est important de s'alimenter de façon équilibrée, en privilégiant des aliments appréciés, pris dans le calme et à heure fixe. En effet, faire des repas équilibrés et à heures régulières est un atout essentiel.

Les aliments riches en sucres lents (céréales, légumineuses, pain complet, pâtes et riz complets) doivent être pris en quantité suffisante pour éviter des variations glycémiques, ainsi que les aliments riches en acides gras polyinsaturés (oméga 3). D'autres oligo-éléments que le magnésium sont essentiels, tels le zinc et le sélénium. Les aliments les plus riches en zinc sont les poissons, les viandes et les céréales complètes. Les aliments les plus riches en sélénium sont les poissons, comme le thon au naturel ou les maquereaux, les moules cuites à l'eau ; mais aussi certaines viandes : le foie de veau, les rognons, la dinde, le rôti de porc.

L'eau est indispensable pour vivre, et pour vivre sereinement. L'essentiel de l'eau absorbée est contenue dans les aliments que nous consommons. Cependant, une grande partie de la population ne boit pas suffisamment. Ce sont surtout les personnes âgées car le centre cérébral qui commande la soif devient défaillant au grand âge. Aussi leur est-il conseillé de boire de l'eau régulierement et en quantité suffisante (variable selon les individus, mais en moyenne un litre et demi). L'eau reste la meilleure des boissons. On ignore qu'une légère déshydratation peut avoir des conséquences émotionnelles importantes[1]. Cela se traduit par un état de fatigue morale, des difficultés de concentration et des variations de l'humeur.

FORT, MAIS SURTOUT CALME COMME UN BŒUF

La viande de bœuf est théoriquement obtenue à partir de bœuf mâle, dit *bos taurus*, châtré. Pourtant, dans les faits, elle désigne de plus en plus les viandes bovines en général (vache, taureau, broutard, taurillon, génisse ou bœuf).

Cette viande est riche en protéines, puisque son pourcentage varie de 25 à 31. Les morceaux sont soit rôtis ou grillés (filet, entrecôte, bavette, onglet, araignée...), soit bouillis ou braisés (gîte, joue, poitrine, tendon...).

Elle contient notamment beaucoup de glutamine. C'est un acide aminé je vous le rappelle, donc d'une sous-unité de protéine. On en trouve également en abondance dans la viande de porc et les graines de sésame ou de tournesol. Les mordus de musculation connaissent bien la glutamine, car ils en prennent comme complément alimentaire pour favoriser la récupération après l'effort et participer à la reconstruction de leurs muscles endommagés. Les personnes âgées également car c'est, pour elles, un traitement contre les crampes. On en donne aussi en cas d'altération de l'état général associée à une fonte musculaire. Ce qui nous intéresse ici, avec la glutamine, c'est qu'elle est un élément clé de la fabrication du GABA[2]. Le GABA, vous ne l'avez pas oublié, est un neurotransmetteur qui possède un effet calmant sur l'organisme. Il existe chez tous les mammifères et les oiseaux propres à la consommation. Mais son apport alimentaire pour l'homme n'est pas efficace, car il ne passe pas la barrière des méninges qui entoure le cerveau pour y agir directement. Il doit donc être fabriqué sur place, dans notre cerveau, à partir notamment de la glutamine. Le rôle primordial du GABA est d'empêcher l'excitation prolongée de nos neurones. Il permet donc à ces derniers de se mettre au repos afin que nous puissions par exemple nous endormir ou encore nous calmer après une crise de nerfs.

Le GABA participe donc à la réduction de l'anxiété (qu'elle soit aiguë ou chronique). Il aide à se relaxer et permet l'endormissement. Il joue aussi un rôle lors des activités intellectuelles soutenues pour la maintenance de la mémoire de travail. D'autre part, le GABA prévient l'apparition de crises d'épilepsie, qui sont des décharges soudaines d'influx nerveux anormaux dans le cerveau, localisées ou généralisées. On parle aussi de convulsions. Certaines personnes dites épileptiques en déclenchent sans raison particulière. Cependant, tout un chacun peut faire des convulsions dans certaines circonstances, lors d'une fièvre élevée, d'une fatigue extrême, d'une méningite, d'accident vasculaire cérébral, d'un surdosage ou d'un sevrage médicamenteux, ou d'un traumatisme crânien. Une crise d'épilepsie ne s'accompagne pas toujours de mouvements saccadés du corps. Si elle est localisée seulement à une partie du cerveau, elle peut donner des hallucinations auditives ou olfactives, une absence de conscience provisoire, des mouvements étranges, des sensations bizarres, des troubles anxieux ou dépressifs provisoires ou encore des émotions particulières. Un électroencéphalogramme, parfois nécessairement réalisé sur toute une journée, permet le diagnostic. C'est ainsi que les propriétés inhibitrices du GABA sur le système nerveux central sont utilisées pour fabriquer des traitements destinés à prévenir les crises d'épilepsie en augmentant la concentration de GABA[3].

Pour amplifier la fabrication du GABA, en plus de l'apport de glutamine, on peut aussi augmenter l'apport en vitamine B6. En effet, cette vitamine active l'enzyme qui assure la synthèse de GABA à partir d'acide glutamique. Pour mémoire, elle est présente en bonne quantité, et ça tombe bien, dans le bœuf, mais essentiellement dans le foie et d'ailleurs dans tous les foies consommés habituellement (d'agneau, de veau, de volaille).

LE THÉ VERT OU NOIR CALME L'ANXIÉTÉ, UN CERTAIN CHAMPIGNON AUSSI

On sait tous que le thé est un excitant. Il contient de la théine qui est l'équivalent de la caféine et a donc beaucoup d'effets communs avec le café : stimulant la vigilance, l'attention, la concentration, mais aussi empêchant l'endormissement. Ce que l'on sait moins, c'est qu'il a aussi une action apaisante et rassérénante, et cela grâce à un acide aminé qu'il contient : la théanine. Ce composé est à l'origine du fameux goût umami et un peu sucré des thés verts japonais dont il diminue l'amertume. Mais on en trouve autant dans les thés noirs. C'est l'acide aminé qui est le plus fréquent dans les feuilles de thé. Il représente de 1 à 2 % du poids total des feuilles. La théanine est synthétisée dans les racines de la plante à partir d'un autre acide aminé, la glutamine (que j'ai évoquée p. 161), qui lui facilite la traversée de la barrière hémato-encéphalique et le contact avec les neurones sur lesquels elle agit comme calmant et relaxant. Il est démontré qu'elle induit une diminution des signes de stress physique et mental et améliore la disparition des symptômes d'anxiété. Son mécanisme d'action serait de stimuler la production de GABA[4] dont on a déjà beaucoup parlé. Mais elle favoriserait aussi la concentration en sérotonine, en dopamine et stimulerait des récepteurs[5] indispensables au bon fonctionnement cérébral, notamment à sa plasticité.

Parmi les thés les plus riches en théanine, on trouve les thés Gyokuro vert du Japon (2,85 g/100 g) (ce thé est recouvert pendant une période donnée, avant la récolte, ainsi les acides aminés, dont la théanine, ne sont pas dégradés par les ultraviolets), le Ceylan Pekoe noir du Sri Lanka (2,2 g/100 g) et le Gunpowder, ce thé vert chinois qui doit son nom à ses feuilles roulées en bille (1,78 g/100 g).

Le thé n'est pas l'unique organisme vivant à posséder de la théanine. Il existe dans un champignon, qui a la chance d'être comestible : le bolet bai, un des meilleurs champignons après le cèpe de Bordeaux.

EN CAS DE STRESS, PRENEZ UN KIWI, DU POIVRON ROUGE OU UNE ORANGE PRESSÉE

Le kiwi, le poivron rouge et les oranges sont connus pour leur richesse en vitamine C. Non synthétisée par l'organisme, la vitamine C doit être obligatoirement apportée par l'alimentation. La cuisson et les rayons ultraviolets de la lumière solaire la détruisent (aussi les jus d'oranges pressées doivent être conservés à l'abri de la lumière s'ils ne sont pas consommés aussitôt). Sa carence occasionne une maladie nommée scorbut.

La vitamine C n'est pas *stricto sensu* une vitamine qui lutte contre le stress. En revanche, elle a des effets anti-inflammatoires, de stimulation immunitaire et antalgiques qui peuvent être intéressants dans certains états dépressifs. D'ailleurs, un apport de vitamine C pourrait prévenir les états de fatigue, les insomnies et les humeurs dépressives qui en découlent.

DES FIBRES VÉGÉTALES CONTRE L'ANXIÉTÉ

Nos intestins, nous l'avons vu, sont colonisés par des milliards de bactéries. Et l'on découvre peu à peu que cette population influence, au-delà de notre état de santé physique, notre équilibre émotionnel.

Un de ces composés bactériens, le LPS (ou lipopolysaccharide), serait impliqué dans des pathologies comme l'obésité et le diabète. Or il agirait également sur notre humeur et notre sérénité. Le LPS est une molécule qui crée de l'inflammation. Il est issu de bactéries appartenant au groupe à gram négatif. On a découvert chez le rat que quand le LPS passe dans le sang à l'occasion d'une alimentation riche en graisses saturées, cela déclenche la production de substances qui viennent perturber le fonctionnement du cerveau. L'alimentation trop riche en graisses saturées entraîne une altération de la perméabilité de la paroi du côlon, qui favorise le passage de ces substances néfastes. Les conséquences en seraient notamment des troubles anxieux ainsi que des troubles dépressifs. Or ceux-ci peuvent à leur tour favoriser la « malbouffe »[6].

En effet son microbiote peut pousser un individu à trop manger, et donc, souvent, à mal manger si celui-ci est déjà enclin à négliger son alimentation. En 2006, on l'a vu, on a découvert que le transfert du microbiote de souris minces à des souris obèses avait le pouvoir d'amincir celles-ci. En 2013, des chercheurs français ont montré que le transfert du microbiote, cette fois de personnes obèses à des personnes minces, faisait prendre du poids à ces dernières. Différentes études et notamment celle de l'Ican[7] ont fait la preuve que le microbiote intestinal de ces personnes en surpoids, amateurs de malbouffe (pommes de terre, sodas, sucreries), se caractérisait par une faible diversité des différents micro-organismes et par une inflammation intestinale chronique. Leur microbiote manque notamment de certaines bactéries bénéfiques que pourrait leur apporter une alimentation différente. Parmi celles-ci, citons, pour les amateurs, *Akkermansia muciniphila*. Une équipe belge de l'université de Louvain, dirigée par Patrice Cani, l'a prescrite à des souris obèses. Elle a amélioré le métabolisme et diminué l'inflammation intestinale de ces animaux. Pour ne pas faire de jalouses, citons aussi *Christensenellaceae*.

Une équipe de chercheurs de l'université de Cornell[8] a étudié plus de 1 000 échantillons fécaux de 416 jumeaux. Ils ont constaté que *Christensenellaceae* est au centre d'un réseau de microbes héréditaires associé à un maigre indice de masse corporelle. Autrement dit, quand un individu avait cette bactérie dans son intestin, son jumeau l'avait également et ils avaient tendance à être minces. Le microbiote est donc lié à l'alimentation individuelle, mais il est aussi héréditaire.

Cornell et son équipe ont aussi démontré que l'introduction d'au moins un élément de cette famille bactérienne a pu entraîner une diminution de poids chez les souris obèses par malbouffe. Comment ces « bonnes » bactéries agissent-elles ? Elles sont aptes à digérer les fibres végétales alimentaires qui sont composées de sucres complexes. Cette digestion libère des acides gras dits à « chaîne courte ». Ces acides gras renforcent les cellules de la paroi du côlon et rendent celles-ci plus étanches aux bactéries, réduisent leur inflammation et renforcent le système immunitaire présent dans ces parois. Ces acides gras vont également agir sur les nerfs innervant les intestins[9]. Cette stimulation va favoriser la production de glucose[10] qui va couper l'appétit et le besoin pour l'organisme de faire des réserves, ce qui explique la minceur.

Pour conclure, notre flore intestinale est variable selon notre hérédité, mais aussi notre alimentation. Elle agit sur notre poids et notre état émotionnel. Pour améliorer notre flore intestinale, on va diminuer l'apport d'aliments riches en graisses saturées et en sucres rapides. On va augmenter l'apport en produits fermentés. Mais on va aussi ajouter des aliments riches en fibres, présentes dans les fruits et légumes, car celles-ci vont favoriser le développement des bactéries qui s'en nourrissent. Et ces bactéries vont ensuite réguler l'appétit et nous aider à réduire nos « fausses faims » qui sont en fait de l'anxiété, et donc nous protéger de la tentation de la malbouffe.

L'HIVER, PENSEZ FRUITS ET LÉGUMES POUR GARDER DU SOLEIL DANS VOTRE TÊTE !

Les saisons influencent nos menus et les quantités de ce que l'on mange. En hiver, on a plus tendance à manger des graisses saturées, comme la charcuterie ou le fromage. Or c'est paradoxalement une période où l'on se dépense moins. On devrait logiquement manger moins abondamment, comme c'est le cas des autres mammifères d'Europe qui, sans forcément hiberner, ont un moindre apport alimentaire. Cette alimentation typiquement hivernale excessive sur le plan calorique favorise le repli sur soi et une certaine inertie.

Pour l'hiver, je conseillerais donc plutôt des soupes de légumes qui donnent au corps à la fois le ressenti de chaleur recherché et la variété des nutriments, d'autant plus qu'on a malheureusement tendance à négliger les crudités en saison froide.

Les soupes permettent d'associer navets, carottes, poireaux, oignons, pois chiches ou lentilles. Leur immense avantage est qu'en plus elles compensent la tendance qu'on a en hiver à ne pas boire suffisamment. Pensez aussi, pour éviter la déshydratation, aux tisanes, plus faciles à boire qu'un verre d'eau fraîche en cas de températures négatives. Enfin, rappelez-vous que l'alcool, qu'on a tendance à privilégier pendant la saison froide car on pense qu'il réchauffe, favorise en réalité l'état dépressif, et, loin de réchauffer, ralentit le rythme cardiaque et donc refroidit.

Cinq portions de fruits et légumes (et non pas obligatoirement sept) seraient la quantité optimale, hiver comme été, pour une bonne santé mentale. C'est le résultat d'une vaste étude (13 983 hommes et femmes de 16 ans et plus) dirigée par le Dr Saverio Stranges de la faculté de médecine de l'université

Warwick au Royaume-Uni[11], qui a notamment utilisé une échelle de bien-être mental[12]. Il s'est avéré que les niveaux les plus élevés et les plus bas de bien-être mental étaient corrélés à des consommations respectivement élevées et basses de fruits et légumes. Ainsi, 36 % des personnes ayant un bien-être mental élevé mangeaient au moins cinq portions, voire plus, de fruits et de légumes par jour, tandis que seuls 7 % consommaient régulièrement moins d'une portion. En outre, 31,4 % des personnes du groupe « bien-être mental élevé » ont mangé trois à quatre portions de fruits et légumes par jour, et 28,4 % en ont mangé une à deux.

On savait que la consommation régulière de fruits et de légumes favorisait le bien-être physique, on observe donc qu'elle favorise aussi les émotions positives et le bien-être mental dans la population générale. En mangeant des fruits et des légumes régulièrement, nous sommes donc non seulement susceptibles d'améliorer notre santé mentale, mais en même temps de prévenir les maladies cardiaques et le cancer. D'autant plus que le mal-être mental est à l'origine de nombreuses maladies physiques, de modes de vie malsains et d'inégalités sociales flagrantes sur la question de la santé.

LE MAGNÉSIUM SUPERSTAR

Le magnésium est un minéral essentiel au bon fonctionnement de l'organisme. Il participe à plus de 300 réactions métaboliques dans le corps. Il agit en association étroite avec le sodium, le potassium et le calcium, avec lesquels il doit être en équilibre dans le corps.

Le corps ne fabrique pas de magnésium et doit donc le trouver dans l'alimentation. Une consommation excessive de magnésium est éliminée dans les urines. Il ne s'accumule pas dans l'organisme. Il existe un marché important de vente de médications à base de magnésium, qui représente un chiffre d'affaires très important. Alors, cette consommation se justifie-t-elle vraiment ?

Le magnésium est reconnu depuis longtemps comme un oligo-élément qui lutte contre le stress. Ce qui est surtout avancé et démontré, c'est que le stress entraîne une consommation de magnésium. Si le magnésium est connu pour combattre le stress, en fait il agit plus comme un relaxant musculaire. Or, l'un des principaux symptômes du stress est la tension musculaire. Normalement, une alimentation diversifiée apporte suffisamment de magnésium pour ne pas être en déficit. Néanmoins, il existe des aliments particulièrement riches en cet oligo-élément, et que l'on peut donc consommer en cas de stress, ne serait-ce que pour éviter une carence en magnésium, qui reste rare.

Une carence en magnésium entraîne des tensions musculaires. En cas de doute, un dosage biologique dans le sang est possible. L'apport nécessaire de magnésium par jour est de 300 mg ou, plus précisément, de 6 mg par kg de masse corporelle (deux fois plus pour les femmes enceintes et les sportifs). Ces carences peuvent être provoquées par certains médicaments pris sur une longue durée (certains antibiotiques et des diurétiques, en particulier, tout comme des contraceptifs oraux). Certaines maladies intestinales (chirurgie, maladie de Crohn, maladie cœliaque) sont des causes de carence, sans oublier la dépendance à l'alcool. Notez enfin que la consommation excessive d'autres suppléments minéraux, par exemple le potassium, peuvent entraîner une carence en magnésium pour la simple raison que les minéraux interagissent les uns avec les autres. Les carences graves en magnésium peuvent générer des troubles du sommeil, une irritabilité, une nervosité, de l'anxiété, des crises de tétanie, des crises d'épilepsie et un état dépressif. Le magnésium est en effet indispensable à la fabrication de la sérotonine. En agissant sur le métabolisme du tryptophane, il favoriserait l'influx nerveux des neurones. En cas de stress prolongé ou de dépression, l'organisme puise dans les réserves de magnésium. Celles-ci sont limitées à quelques jours. En effet, en cas de stress se produit une sécrétion d'adrénaline, l'hormone du stress, qui rend les parois des cellules perméables au magnésium qu'elles laissent alors s'échapper. Cela permet au corps de réagir au stress par une hyperréactivité musculaire et nerveuse. Puis l'autre hormone du stress, le cortisol, entre en action pour libérer l'énergie des sucres stockés, ce qui nécessite aussi du magnésium. D'où la nécessité d'apport de magnésium en cas d'une période de stress prolongée sur plusieurs jours (examens ou autres).

Beaucoup d'aliments contiennent du magnésium. Ses principales sources sont les produits céréaliers. Ceux-ci, quand ils sont à la farine complète, en contiennent quatre fois plus que les produits raffinés tels le pain ou le riz blancs. Les céréales industrielles sont donc d'un faible apport en magnésium puisque c'est surtout dans l'enveloppe des céréales que se niche le magnésium. Il est un constituant de la chlorophylle, qui est aussi largement apportée par les légumes verts que nous mangeons (les épinards notamment, mais ils contiennent aussi de l'acide oxalique qui perturbe leur assimilation). Au poids, ce sont les fruits de mer (hormis les bigorneaux) qui sont les aliments les plus riches en magnésium. Enfin, on en trouve dans le poisson (le flétan notamment), les abats, les amandes, les différentes noix, les fruits et légumes secs et les bananes. Enfin, certaines eaux minérales en contiennent (surtout Hepar, Badoit mais aussi Vichy et Contrexéville). Notez également que la consommation de thé, de café ou d'alcool, mêlée à celle du magnésium dans des aliments, empêche la bonne absorption de celui-ci au niveau digestif. Si vous craignez d'en manquer, plutôt que d'acheter des suppléments, utilisez le sel de

Nigari, un extrait naturel de sel marin, qui est très riche en magnésium et qui peut astucieusement être utilisé à la place du traditionnel sel de table. Son goût, relativement amer, ne fera cependant pas l'unanimité.

LES CAROTTES RENDENT AIMABLE, MAIS SURTOUT OPTIMISTE !

Ma grand-mère me l'a souvent répété, comme la vôtre sans doute : les carottes rendent aimable. Mais savait-elle qu'elle me comparait alors à un âne ? En effet, cette réputation vient de l'utilisation de la carotte pour faire avancer cet animal, aussi têtu que gourmand. Mais l'origine de cette expression possède une autre source due aux conceptions médicales d'autrefois qui présentaient la carotte comme un remède contre les maladies du foie car elle était censée fluidifier la bile. Or les maux de foie étaient jugés responsables de mauvaise humeur et de neurasthénie. La carotte soulageant ces maux rendait donc plus joyeux(se) et aimable.

Aujourd'hui, on redécouvre la vérité de cet aphorisme. On sait que les légumes en général et les carottes en particulier sont bons pour la santé. Mais il est prouvé également qu'ils sont bons aussi pour le moral et tout particulièrement les légumes colorés allant du jaune au rouge. En effet, ce qui provoque cette couleur et ses dérivés sont des pigments plutôt orange, voire rouges, nommés caroténoïdes. Leur nom vient des carottes qui en contiennent en grand nombre. Ils sont facilement assimilables par notre organisme. Il s'agit notamment, pour les plus connus, du lycopène, du bêtacarotène et de la lutéine. On en trouve aussi dans les légumes verts, mais en nombre plus infime, ainsi que dans les algues ou les champignons. Précurseurs de la vitamine A, on connaît leurs propriétés « anticancer » et antioxydantes (antivieillissement). Mais on ignorait qu'ils étaient également bons pour le moral. Les grands consommateurs de fruits et légumes, et notamment de carottes, seraient pour cette raison plus optimistes que les autres.

La psychologue chercheuse américaine Julia Boehm[13] avec d'autres chercheurs de la Harvard School of Public Health ont effectivement démontré que les individus adultes optimistes ont des taux plus élevés que les autres de caroténoïdes dans le sang. Le niveau de caroténoïdes est, d'après les résultats de cette étude, de 13 % plus élevé chez les optimistes ! Leur étude confirme les résultats d'études précédentes, notamment celles menées par Sarah Stewart-Brown, professeure à l'université de Warwick en Grande-Bretagne, qui a démontré que les grands consommateurs de caroténoïdes étaient moins susceptibles de souffrir de dépression, d'anxiété et d'autres problèmes de santé mentale et qu'ils avaient globalement tendance à être plus satisfaits de leur existence. Le pouvoir antioxydant des caroténoïdes agit contre le stress cellulaire ; mais comment parvient-il à agir sur le stress et nos émotions ? Nous l'ignorons. Une autre lecture possible est que les personnes optimistes ont tendance à consommer davantage d'aliments riches en caroténoïdes. Alors, sont-ce les carottes qui rendent aimable ou les gens aimables qui raffolent des carottes ?

LA SALADE AUX PESTICIDES REND TRISTE, ANXIEUX, INATTENTIF, VOIRE DÉMENT…

Génération future est l'une des associations qui veillent notamment à mesurer les taux de pesticides présents sur les légumes que nous achetons dans les commerces en France.

En 2015, elle a fait analyser 31 échantillons de salades achetées dans des supermarchés de l'Oise et de la Somme (Picardie) entre le 28 mai et le 21 juillet 2015 et originaires de France, d'Espagne et d'Italie. Ce nombre d'échantillons est supérieur au seuil de représentativité de 30 habituellement utilisé par la Direction générale de la concurrence, de la consommation et de la répression des fraudes (DGCCRF). Sur les 31 échantillons analysés, 80,65 % contiennent au moins un résidu de pesticide. Les salades testées contiennent en moyenne presque 4 résidus de pesticides chacune.

Près de 120 résidus différents ont été trouvés, soit 4 en moyenne par salade, dont 65 sont des perturbateurs endocriniens. Parmi les 10 matières actives les plus fréquemment retrouvées, 7 sont suspectées d'être des perturbateurs endocriniens[14]. En moyenne, les échantillons testés contiennent chacun plus de 2 résidus de pesticides perturbateurs endocriniens ! Au total, près de 68 % des échantillons contenaient au moins un résidu de pesticides perturbateurs endocriniens potentiels. Par ailleurs, cinq échantillons contenaient une ou plusieurs substances actives d'usage interdit.

Si le gouvernement français légifère et contrôle l'usage des pesticides, il n'en est pas de même d'autres pays d'Europe ou d'ailleurs. Aussi avalons-nous ces perturbateurs avec différents légumes et fruits. Des études remontant aux trente dernières années ont démontré que les expositions aux pesticides, intervenant au cours des périodes prénatale et périnatale ainsi qu'au cours de la petite enfance, semblent être particulièrement à risque pour le développement de l'enfant. Les conséquences néfastes des pesticides sur la santé, pesticides que l'on retrouve notamment dans l'alimentation, commencent à être bien connues. Elles sont nombreuses, favorisant en particulier un certain nombre de cancers comme le lymphome. L'INSERM, parmi d'autres centres d'études, a pu établir la preuve de leurs dangers sur la santé publique.

Je m'intéresserai ici aux impacts sur le psychisme de ces composants chimiques que l'on avale sans le savoir avec nos aliments. La maladie d'Alzheimer fait partie des conséquences possibles. Cette atrophie cérébrale est la cause la plus fréquente de démence chez le sujet âgé. Certes, il existe des facteurs familiaux parmi les causes, mais les contributions des facteurs de l'environnement, à l'instar des pesticides s'affirment (sont cités aussi le plomb, l'aluminium, les solvants). Une dizaine d'études ont été menées et les résultats viennent corroborer ce lien. Une étude canadienne des années 2000, notamment, trouve une élévation significative (multipliée par deux) du risque de maladie d'Alzheimer parmi une population exposée aux pesticides agricoles. Plus généralement, dès les années 1990, on a démontré que les pesticides altéraient les fonctions cognitives et émotionnelles. Ainsi, chez les personnes intoxiquées par des organophosphorés, un composant de pesticides, les tests montraient un abaissement des performances de l'attention visuelle, de la mémoire et des capacités d'abstraction. Autant d'altérations qui peuvent être aussi provoquées par des troubles de l'humeur. Ainsi, les composants des pesticides comme les organophosphorés interagissent avec les neuromédiateurs du cerveau. Une intoxication aiguë peut avoir des conséquences sur le long terme, perturbant les processus biochimiques complexes impliquant la compréhension, le raisonnement, le jugement, mais aussi l'humeur. Récemment, une méta-analyse, rassemblant la majorité des études citées par l'INSERM, confirme une augmentation significative de certains déficits cognitifs (attention, capacités visuomotrices, abstraction verbale, perception) chez les agriculteurs après une exposition chronique aux pesticides. Certaines études ont montré qu'une durée d'exposition d'au moins dix ans semblait nécessaire pour voir apparaître les déficits. D'autres démontrent que les expositions les plus élevées s'accompagnent d'une détérioration plus nette des performances. Sur le plan psychique, les pesticides ont aussi des conséquences émotionnelles directes, indépendamment de leur impact sur le fonctionnement cognitif.

Malgré la difficulté à conduire des études consensuelles sur l'évaluation des troubles anxio-dépressifs au sein des populations, on peut considérer que les pesticides que l'on consomme ont un impact négatif sur notre équilibre affectif.

En France, selon les études, la prévalence[15] des épisodes dépressifs majeurs est évaluée entre 6 et 12 %, et celle des symptômes dépressifs à 19 % parmi les populations agricoles qui utilisent des pesticides ! Cette action des pesticides serait l'une des explications des taux de dépression et de suicide plus élevés dans la population agricole que dans la population générale, et ce dans divers pays. Jusqu'à présent, seuls les facteurs de stress propres à ces métiers difficiles et une forme d'isolement étaient pris en considération pour expliquer ces taux. Parmi les hypothèses des actions de certains pesticides sur l'humeur, on trouve une probable interférence avec les neurotransmetteurs, tels que la sérotonine, qui, on l'a vu, jouent un rôle majeur dans l'humeur, la quiétude et l'impulsivité suicidaire. Déjà, vers la fin des années 1970, on avait noté dans les services hospitaliers de toxicologie que les sujets victimes d'intoxication aiguë par un pesticide, principalement de la famille des organophosphorés, présentaient des troubles du sommeil, des manifestations d'anxiété ou d'irritabilité, voire des syndromes dépressifs. Une étude conduite dans le Colorado concernant 800 personnes a montré que les personnes exposées aux pesticides présentaient deux fois plus de risques de dépression que celles qui ne l'étaient pas, même lorsque d'autres facteurs de risque étaient pris en compte, tels que les difficultés financières.

Depuis vingt-cinq ans, d'autres études sont venues confirmer que des expositions, non seulement aiguës, mais aussi modérées sur le long terme (donc chroniques), dans des contextes d'élevage de moutons (car les moutons subissent des bains d'insecticides organophosphorés pour leur traitement externe), de maraîchage, de viticulture ou autres, occasionnaient une augmentation significative des troubles anxio-dépressifs. Les études portent sur le monde agricole qui est le plus directement exposé. Elles ont été plus récemment élargies aux populations générales vivant à proximité de domaines de cultures exposés aux pesticides, confirmant leur impact délétère. Ces études seraient beaucoup plus compliquées à conduire dans la population générale qui, bien que vivant à distance des lieux d'épandage, consomment des aliments recouverts de pesticides.

LA FAIM REND VILAIN

Si les aliments suscitent diverses émotions, le manque d'aliments en provoque également. Comment êtes-vous, quand vous avez faim ? Irascible ? Certains le deviennent quand le repas se fait attendre. En langue anglaise, on peut jouer avec les mots *angry* (colère) et *hungry* (faim).

L'ensemble de ce que l'on mange est digéré en différents nutriments qui passent dans la circulation sanguine pour être distribués aux différents organes ou tissus. Le glucose, notamment, passe dans le sang et est maintenu à un certain niveau de concentration (on parle de glycémie). Si ce niveau baisse, le cerveau commence à « patiner ». Vous devenez moins concentré(e), moins attentif(ve). Vous ne trouvez plus vos mots. La maîtrise émotionnelle se lâche un peu, vous respectez moins les convenances. Le cerveau devient tout occupé alors à assurer sa survie et il commande la sécrétion de diverses hormones pour augmenter la glycémie. Ces hormones vont piocher du sucre dans les réserves, de graisse notamment. Il s'agit avant tout du glucagon stocké dans votre pancréas. Mais aussi de l'adrénaline et du cortisol. Or ces dernières sont également les hormones du stress. Ce sont aussi celles de la colère ou de la peur, celles que l'on sécrète quand on se sent en insécurité et qui poussent à se défendre, à combattre ou à fuir. Elles vont en particulier entraîner une agitation et une agressivité. Mais chaque individu, face à un stress équivalent, ne va pas réagir de façon équivalente. Il y a des individus qui sur-réagissent à certains stress. Face à une baisse minime de glycémie, certains vont se contenter de sécréter les hormones nécessaires pour puiser dans les réserves, mais d'autres vont tirer un signal d'alarme, qui va les pousser à monter sur leurs grands chevaux et à chercher séance tenante à obtenir de la nourriture à tout prix, quitte à bousculer ceux qui se trouvent sur leur chemin. La faim fait sortir le loup du bois et, en état de stress, c'est l'animal en nous qui peut prendre le dessus. Ces façons différentes de réagir à la faim sont en grande partie soumises à des facteurs génétiques. La faim et l'impulsivité sont en effet sous le contrôle de gènes communs. Le produit de ces gènes est le neuropeptide Y qui est libéré en cas de baisse de glycémie par le cerveau. Il agit alors sur différents récepteurs du cerveau qui sont à l'origine notamment d'une élévation de la sensation de faim poussant à un comportement alimentaire vorace. Elles sont aussi grandement liées à l'éducation (qui module d'ailleurs l'expression des gènes) qui est à l'origine de la maîtrise de soi et la retenue de son impulsivité ou de sa colère le temps que l'on puise dans les réserves.

LES DROGUÉS DE LA PIZZA, LES TOXICOS DU FROMAGE

Le concept d'addiction alimentaire, c'est-à-dire considérer les aliments comme une drogue, fait aujourd'hui encore débat chez les spécialistes. Cependant, pour les aliments transformés, gras et sucrés, comme les pizzas industrielles, les chips, les cookies, mais aussi le chocolat, on doute de moins en moins qu'il puisse exister une véritable dépendance, similaire à une toxicomanie, à ces produits.

L'étude du Dr Erica M. Schulte[16] publiée dans le magazine *PLOS One* va dans ce sens. Questionnant 500 personnes au sujet des aliments qui, pour elles, étaient problématiques, elle a utilisé une échelle scientifique (échelle addiction alimentaire de Yale). Il est apparu que les aliments savoureux et hautement transformés peuvent être à l'origine de comportements d'addiction comme avec l'alcool ou d'autres drogues. D'ailleurs, les dommages sur le cerveau et les connexions neuronales, chez l'animal en tout cas, sont comparables. Il serait temps que les manuels de psychiatrie comme le fameux *DSEM* reconnaissent le concept de dépendance alimentaire à certains types d'aliments (on voit peu de dépendances aux haricots verts) afin que certaines obésités soient traitées et prises en charge collectivement, comme le sont les dépendances à l'alcool ou au tabac.

À ce propos, à côté de l'addiction au chocolat, au sucre, au café et, pis encore, à l'alcool, il existe d'autres aliments que l'on n'imagine pas dans ces catégories et qui sont pourtant de véritables drogues. Ainsi en est-il du fromage. Car l'addiction au fromage est bien réelle[17]. À cet égard, les Français sont, sans doute avec les Suisses, parmi les populations les plus atteintes. Vous êtes peut-être concerné(e) ? En tout cas, je ne doute pas que vous ayez dans votre entourage quelqu'un qui entretienne une vraie passion pour cet aliment, ou du moins qui n'envisage pas un repas sans qu'un morceau de fromage vienne participer à sa clôture.

La pizza (industrielle) est aussi un aliment qui peut ressembler à une véritable drogue. Les étudiants américains, mais aussi de plus en plus d'Européens, et pas seulement de l'autre côté des Alpes, sont particulièrement touchés. Or la dépendance morbide aux pizzas serait, pour l'essentiel, sous-tendue par une dépendance aux différents fromages qu'elles contiennent. Cette addiction méconnue au fromage serait notamment liée à des facteurs génétiques. En effet, l'important apport calorique qu'offrent les graisses animales expliquerait l'inscription génétique d'une appétence pour celles-ci comme facteur de survie chez les hommes du passé, menacés par la disette. Le caractère addictif du fromage serait dû, selon ces chercheurs américains, à une protéine qui existe dans tous les produits laitiers : la caséine. Mais la caractéristique du fromage est qu'étant un concentré de lait la quantité-valeur de caséine y est très importante. Au cours de la digestion, sous l'effet d'enzymes[18], la caséine est dégradée et l'un de ses composants chimiques, la casomorphine, est en quelque sorte un dérivé morphinique dont l'effet sur l'organisme renvoie à celui des opiacés (dérivés de l'opium). Le fromage comme le lait ont, pour cette raison, un effet apaisant et antidouleur. L'Agence européenne de protection alimentaire ne considère pas à ce jour comme dangereuse la casomorphine, dont on ignore quelle quantité est absorbée par l'intestin et quels sont les facteurs facilitant ou réduisant cette absorption intestinale. Il existe différents sous-types de casomorphine plus ou moins addictogènes. La casomorphine 1-7 est 250 fois moins active que la morphine, en revanche, la casomorphine 1-5 a une activité opioïde seulement 22 fois inférieure à celle de la morphine. À surveiller donc.

Toutefois, un autre facteur d'addiction alimentaire est particulièrement néfaste à la santé : les graisses saturées.

SI VOUS, OU VOTRE ADO, ÊTES IMPOSSIBLE À SATISFAIRE, RÉDUISEZ LES GRAISSES SATURÉES !

Le monde des graisses alimentaires est partagé en deux camps, celui des gentilles et celui des méchantes.

Les « méchantes » sont les graisses dites « saturées ». Mais saturées de quoi ?

D'hydrogène. Pour ceux que la chimie intéresse, un acide gras saturé est un acide gras dont tous les atomes de carbone sont accrochés à un atome d'hydrogène. Les graisses saturées proviennent pour la plupart du règne animal. Elles sont présentes dans les viandes (les rouges plus que les blanches) et les dérivés des animaux, comme le lait, le beurre, les fromages, les yaourts et les pâtisseries industrielles. Mais elles se trouvent aussi dans l'huile de coco et de palme (qui a très mauvaise réputation, elle est très utilisée dans l'industrie alimentaire et sa quête entraîne des déforestations massives entraînant la modification du climat).

Les « gentilles » sont les graisses insaturées. Elles proviennent du monde végétal. Ce sont certaines huiles végétales (tournesol, olive, soja) ou les oléagineux (noix, noisettes, amandes), mais elles se trouvent aussi dans les poissons, surtout les gras comme le saumon, le hareng. L'industrie transforme parfois des acides gras insaturées en saturés, cela devient des acides gras trans.

L'inconvénient des graisses saturées, c'est qu'elles élèvent le taux dans le sang du « méchant » cholestérol qui obstrue progressivement nos vaisseaux et donc nuit gravement à tous les organes vitaux, dont le cœur et le cerveau. Tandis que les graisses insaturées favorisent la baisse du méchant cholestérol (LDL) et augmentent le « bon » (HDL). Quant aux « trans », ce serait les plus toxiques.

Ces méchantes graisses saturées ou trans nuisent aussi à notre mental en perturbant le fonctionnement de notre cerveau et plus particulièrement de notre capacité à se satisfaire[19] ! En effet, indépendamment des autres conséquences sur l'organisme (athérosclérose, prise de poids), une alimentation trop riche en graisses saturées va nuire au fonctionnement des circuits cérébraux dits « de récompense » qui régulent notre capacité à se satisfaire et donc à supporter une frustration. Si ces circuits sont perturbés, cela favorise des états dépressifs (par impuissance à jouir de ce qui nous entoure), des conduites de toxicomanie (un état de dépendance jamais comblé) et de l'hyperphagie (incapacité à obtenir un état de satiété malgré des prises alimentaires répondant aux besoins).

Toutefois, attention, consommer des graisses reste nécessaire !

Preuve en est : les rats nourris aux graisses non saturées s'en tirent beaucoup mieux. Alors, stimuler vos circuits de récompense en réduisant vos apports de graisses saturées au profit de graisses insaturées devrait, selon cette étude, vous permettre de jouir davantage de ce qui vous entoure, de vous satisfaire avec moins, de ne pas être prisonnier(nière) du « toujours plus », et d'être un peu moins « *addict* » si vous l'êtes (que ce soit aux aliments en général, aux sucreries, à l'alcool, au tabac, voire au shopping).

SANS GLUTEN, JE ME SENS PLUS SEREINE...

Une récente étude australienne[20] n'apporte pas de preuve d'un effet spécifique, ni dépendant de la dose du gluten, chez des patients se déclarant intolérants au gluten, mais n'ayant pas la maladie cœliaque, et soumis à des régimes alimentaires réduits ou sans gluten.

« Dès que j'ai arrêté le gluten, je me suis sentie beaucoup mieux », me confie Amélie, 37 ans. « J'avais des douleurs au ventre, à la tête aussi, qui revenaient régulièrement tandis que mon généraliste ne trouvait rien. Je suis moins fatiguée désormais. Tout cela avait tendance à me déprimer. Depuis l'arrêt, je me sens plus légère, plus dynamique, plus active, plus motivée et plus sereine », me dit Christelle, 42 ans. Des témoignages qui vont dans le même sens j'en ai reçus beaucoup. Ces patients ont fini par lever mon incrédulité face aux bénéfices de ce type de régime. Encore faut-il que les personnes soient effectivement allergiques au gluten, ce qui n'est pas le cas de tout le monde. Encore que... Un régime sans gluten est souvent l'occasion de faire attention à son alimentation et, au final, conduit à manger plus équilibré et surtout de façon moins calorique (en pratique, un régime sans gluten entraîne souvent une perte de poids chez ceux qui le mènent).

Pour les vrais intolérants, l'amélioration porte sur des signes physiques tels que les maux de ventre, les maux de tête, la fatigue. Mais, et cela rejoint le thème de cet ouvrage, le mieux se situe aussi sur l'état émotionnel. L'amélioration de l'état général produit un bien-être moral, car, inversement, un malaise physique chronique finit souvent par miner le moral. Il semble véritablement que l'impact direct sur l'amélioration de l'humeur soit possible. Beaucoup de parents constatent chez leurs enfants, après un régime sans gluten, une amélioration de l'attention, de l'humeur ou des problèmes de comportement, autant de facteurs qui nuisent à la réussite scolaire. Pour affirmer scientifiquement de façon incontestable ces observations parentales, cela mériterait une étude de vaste ampleur sur ces derniers points. Des parents d'enfants autistes, conseillés par d'autres parents ou par des professionnels de santé, tentent aussi des régimes sans gluten pour alléger certains symptômes avec des résultats, pour ma propre expérience, qui sont contrastés, ce qui n'est guère surprenant compte tenu de la complexité et de la gravité de l'autisme.

Le gluten est un produit naturel et n'est pas un poison. Il est connu depuis le XVIIIe siècle. En latin, *gluten* signifie glu, colle. Il est composé de deux protéines qui sont insolubles et qui donnent à la farine des propriétés visqueuses et élastiques. Pour l'obtenir, on pétrit par exemple de la farine de froment avec 50 % de son poids d'eau, ce qui donne une pâte élastique. Puis on lave cette pâte sous un filet d'eau : l'amidon et les protéines solubles se dissolvent. Il reste une substance verdâtre, gélatineuse : le gluten. C'est l'ami du boulanger. En effet, il facilite le pétrissage de la pâte, faite d'eau et de farine, et sa levée lors de la fermentation. Grâce à lui, la pâte malaxée est élastique et les produits à base de céréales cuites au four comme le pain sont mastiquables. On en trouve dans les farines de céréales avec lesquelles on peut faire du pain, tels le blé, l'épeautre, le seigle, mais aussi l'orge, le maïs et un petit peu dans le riz. En revanche, le sarrasin ou le quinoa n'en contiennent pas. La question de l'avoine est complexe. Le type de gluten qu'elle contient serait moins élaboré que celui présent dans le blé et serait donc autorisé chez les intolérants au gluten. En fait, il existe une variété d'avoine plus ou moins « toxique ». Par ailleurs, l'avoine est souvent sous-traitée avec le blé ou d'autres grains et ainsi contaminée par eux. On trouve des avoines cultivées différemment et non contaminées.

L'intolérance permanente au gluten est appelée « maladie cœliaque » et les intolérants sont appelés « cœliaques ».

Chez eux, une des fractions protéiques du gluten va provoquer une destruction de la paroi de l'intestin grêle, empêchant ainsi l'absorption des nutriments essentiels comme le fer, le calcium ou des vitamines. C'est donc une maladie qui entraîne des carences. Pour affirmer un tel diagnostic, la seule possibilité est d'obtenir un prélèvement par biopsie dans le tube digestif afin de l'étudier. Ensuite, le seul traitement est un régime sans gluten. On devrait s'en rendre compte chez le nourrisson dès l'introduction de farines qui provoquent des diarrhées chroniques, des vomissements et une perte de poids. Chez l'adulte, la prise de gluten déclenche, en plus des troubles du transit et des digestions difficiles, des problèmes articulaires, des troubles neurologiques, dermatologiques ou stomatologiques (atteinte des muqueuses de la bouche dues aux carences).

Si la véritable intolérance au gluten n'est pas contestable, il existe des personnes qui seraient seulement « sensibles » au gluten, et sans maladie cœliaque avérée. Ainsi, 6 % de la population américaine, par exemple, se disent concernés. Une majorité des professionnels de santé considèrent qu'il existe un « effet nocebo » pour expliquer cette « maladie ». C'est-à-dire que la conviction de la possibilité des effets nocifs du gluten serait à l'origine même des troubles. Le nocebo est le pendant le plus connu de l'« effet placebo ». En latin, *nocebo* signifie « je nuirai ». Il a été démontré que des patients prenant des produits sans effet en pensant qu'il s'agissait de médicaments actifs ressentaient des effets secondaires indésirables, c'est l'effet placebo. Persuadé à l'avance qu'un produit peut être nuisible, le cerveau fabrique des symptômes, c'est l'effet nocebo. Cet effet existerait aussi dans le monde animal. L'origine du mal-être serait une erreur de jugement.

La réalité de l'hypersensibilité au gluten, ou intolérance au même gluten, non cœliaque, interroge quelque peu les scientifiques et les professionnels de santé. L'équipe australienne à l'origine de cette étude a mis au point un protocole original combinant deux essais successifs, contrôlés et randomisés pour tenter d'en vérifier l'existence. Ces résultats contredisent un récent essai randomisé mené par ces mêmes chercheurs sur une population équivalente, montrant que le gluten provoquait des symptômes gastro-intestinaux et une fatigue plus marquée par rapport à un placebo. Il n'est donc pas fondé, voire contre-indiqué, de débuter un régime sans gluten avant d'affirmer le diagnostic de maladie cœliaque (test en laboratoire avec un dosage anticorps et biopsie intestinale).

Sans prendre parti dans ce débat, si un régime sans gluten vous rend mieux physiquement et moralement, ne vous en privez pas. En revanche, soyez beaucoup plus prudent(e) avec vos enfants, et ne les soumettez jamais à un tel régime sans un diagnostic démontré et l'appui d'un pédiatre, car, mal conduit, ce régime pourrait leur porter préjudice puisqu'ils sont en période de croissance. On a vu que le gluten chez les intolérants influencerait leur attention et leur performance scolaire, notamment. Ce sera l'occasion de nous intéresser à l'influence de l'alimentation sur la réussite scolaire dans un prochain chapitre.

6

Quand manger fait dormir (qui dîne dort)

Nous allons voir que la composition du repas du soir influence la qualité de l'endormissement et du sommeil nocturne. Mais il faut prendre en compte la globalité des apports réguliers, et ceux des repas précédents ont une influence sur le sommeil en général.

Outre la composition des repas, le moment de la soirée où vous prenez votre repas joue un rôle important sur la qualité du sommeil. Il est conseillé de manger à heure fixe afin d'assurer une meilleure régularité de l'endormissement. Le dîner, surtout, ne sera pris ni trop tôt, pour que la faim ne vous réveille pas dans la nuit, ni trop tard, car digérer élève la température, or, pour s'endormir, la température de l'organisme doit diminuer.

Dîner trois heures avant de se coucher est habituellement un bon rythme. Quatre heures si le repas est copieux. Si manger fait dormir, à l'inverse, pour dormir évitez de trop manger. Par ailleurs, le proverbe « Qui dort dîne » est vrai. En effet, lorsque vous dormez, vos cellules adipeuses (cellules de graisse) sécrètent de la leptine. Cette hormone coupe l'appétit, ce qui rend possible le jeûne auquel vous soumet la nuit. La ghréline, qui donne de l'appétit, en revanche, est sécrétée quand vous ne dormez pas.

Notons aussi que, chez les jeunes enfants, les troubles du sommeil vont souvent de pair avec les troubles de l'alimentation, ainsi que le démontre une étude récente[1], qu'il s'agisse de mangeurs difficiles ou d'enfants ayant des troubles du comportement alimentaire. Dans cette étude, 37 % des enfants suivis pour des difficultés alimentaires présentaient des troubles associés du sommeil (15 % pour le groupe témoin), et plus d'un quart des enfants suivis pour des troubles du sommeil (contre moins de 10 % dans le groupe témoin) avaient aussi des problèmes alimentaires.

DU SUCRE, ET AU LIT !

L'hormone du sommeil est la mélatonine. Produite naturellement par la glande pinéale (ou épiphyse) du cerveau, de la tombée de la nuit au lever du jour, elle joue un rôle important dans la régulation du cycle de sommeil et d'éveil. (L'exposition à l'éclairage intérieur entre le crépuscule et l'heure du coucher supprimerait d'ailleurs fortement les niveaux de mélatonine.)

La mélatonine est fabriquée à partir de la sérotonine. On a vu que la sérotonine était l'un des principaux neurotransmetteurs du cerveau qui influe sur l'humeur, la sérénité, donc sur la régulation des émotions et du sommeil. On a vu aussi l'importance du tryptophane dans la fabrication de la sérotonine et donc de la mélatonine. Rappelons également que le tryptophane se trouve en quantité dans les volailles, les bananes, le miel, l'avoine notamment, et qu'apporté avec du sucre et avec peu de protéines il a plus de chances de passer la barrière qui enveloppe le cerveau.

Pour éviter les difficultés d'endormissement, on favorisera donc au repas du soir un bon apport de glucides à index glycémique élevé avec peu de protéines et de corps gras. Certes, sur le plan diététique, les aliments à index glycémique élevé (qui augmentent rapidement l'insuline) sont habituellement déconseillés, au contraire des aliments à index glycémique bas. Mais il s'agit ici de « régime » alimentaire pro-sommeil et pour quelqu'un qui n'a pas de contre-indications pour ce type d'aliments. Pour compenser, il ne prendra pas d'aliments à index glycémique élevé lors des autres repas. Les aliments à index glycémique élevé sont le pain (à farine blanche), les pâtes blanches, le riz blanc, le couscous, les céréales raffinées, les pommes de terre, les patates douces (un véritable remède anti-insomnie si elles ne sont pas associées à trop de protéines), les rutabagas, les betteraves, les carottes, le potiron, les pâtisseries (non grasses), les fruits (dattes, melons, abricots), les confitures, le miel, les sorbets, les sucreries.

Si le repas est riche en protéines, ce sont les autres acides aminés qui passent la barrière à la place du tryptophane. Aussi un régime hyperprotéiné risque de nuire à la qualité de votre sommeil et de maintenir les troubles de l'endormissement. Au déficit en tryptophane, s'ajoutera un excès de tyrosine, autre acide aminé. Or celui-ci participe à la fabrication de la dopamine, neurotransmetteur qui stimule l'activité motrice, la tonicité et une forme d'agressivité. Par voie de conséquence, il maintient l'éveil au lieu d'aider à l'endormissement. C'est dans la viande rouge que l'on trouve des protéines très chargées en tyrosine. Les viandes blanches et le poisson sont donc davantage conseillés si l'on souhaite quand même consommer des protéines le soir. Il faut en effet un minimum de protéines au repas du soir. On peut privilégier les produits laitiers, comme les fromages à pâte cuite, d'autant qu'ils contiennent des dérivés morphiniques qui aident à l'endormissement, ou du tofu, des légumineuses. Le riz thaï est riche aussi en tryptophane, est-ce la seule raison pour laquelle une étude a montré qu'un repas avec du riz thaï au dîner pouvait réduire de moitié le temps nécessaire pour trouver le sommeil ?

POUR DORMIR, ÉVITEZ LA SURCHAUFFE !

Pour que vous puissiez vous endormir, votre température corporelle doit diminuer. Il faut donc, pour assurer une meilleure entrée dans le sommeil, éviter des repas trop abondants, car ils augmentent la thermogenèse, c'est-à-dire la production de chaleur de l'organisme par augmentation du métabolisme des cellules. La digestion (comme l'activité musculaire) dégage de la chaleur et donc élève aussi la thermogenèse. Celle-ci, dite alimentaire, varie en intensité avec la quantité et la nature des aliments consommés (on a vu qu'il fallait éviter la viande rouge le soir). L'alcool augmente aussi la thermogenèse et est donc également déconseillé pour cette raison. Toujours dans le but de faciliter le refroidissement corporel, vous ne dînerez pas trop tard afin de ne pas avoir à vous coucher peu de temps après le repas. Notez que certaines épices peuvent, indépendamment des apports caloriques, stimuler la thermogenèse.

En revanche, d'autres aliments sont de vrais inducteurs de sommeil.

LES ALIMENTS SOMNIFÈRES

La laitue est connue pour son effet soporifique depuis l'Antiquité, nous le verrons plus loin.

Le lactosérum, ou protéine du petit-lait, favorise un sommeil de bonne qualité repérable par une bonne vigilance matinale, comme une étude l'a montré. Sans doute en raison de sa richesse en tryptophane.

Le lait des vaches tiré la nuit aide à l'endormissement, car il est riche naturellement en mélatonine.

On trouve également de la mélatonine végétale (phytomélatonine) en grande quantité dans les noisettes et les noix. Une étude faite sur des poulets avait déjà démontré que l'ingestion de plantes riches en mélatonine augmentait la concentration de celle-ci dans le sang, indiquant que la mélatonine alimentaire se retrouve dans la circulation sanguine[2]. Les graines de citrouille sont aussi riches en tryptophane et sont donc recommandées pour améliorer le sommeil. On évitera encore une fois de consommer ce tryptophane alimentaire en association avec d'autres aliments très protéinés, car cela réduirait son utilisation.

En cas de carence, que ce soit en fer, en zinc, en calcium, en magnésium ou en vitamines du groupe B, la qualité du sommeil peut s'en ressentir, car l'équilibre chimique du cerveau en sera perturbé. N'hésitez pas à compenser les manques en vitamines par des apports alimentaires spécifiques.

LA LAITUE FAIT DORMIR COMME UN MOINE

Les aliments qui aident à l'endormissement agissent de différentes manières. Le nom laitue vient du mot latin *lactuta*, *lactus*, signifiant lait, en référence sans doute au latex blanc qui s'écoule dans ses tiges. Les laitues les plus connues et aussi les plus consommées sont les laitues pommées ou laitues beurre dont les feuilles lisses ou un peu cloquées sont très tendres. Leur couleur va du vert clair au vert foncé, mais certaines ont des feuilles lavées de rouge ou presque totalement rouges. Deux mille cinq cents ans avant notre ère, la laitue était déjà consommée en Égypte.

La laitue agit notamment grâce à une molécule proche de l'opium, sans en avoir heureusement les effets délétères. Cette molécule calme les douleurs. Elle a une action dépressive sur le système nerveux central, ce qui entraîne un apaisement, un relâchement, une réduction de l'anxiété, donc une diminution des réflexes et une somnolence. Son effet soporifique était bien connu au Moyen Âge, période durant laquelle les paysans avaient déjà remarqué que la consommation de laitue faisait dormir les lapins et, par ailleurs, les moines en mangeaient à foison pour éteindre leur excitation sexuelle afin de respecter leur vœu de chasteté.

Pour bien dormir, on choisira une salade bien verte, car elle possède alors le plus d'éléments nutritifs. On la rincera bien, feuille par feuille, pour éliminer au mieux les parasites et les polluants (pesticides). On la consommera crue en la mâchant bien, car la salive détruit d'éventuels parasites. Mais elle est aussi très efficace cuite, sautée, en décoction ou en potage.

DU LOLO POUR FAIRE DODO…

Le lait de vache serait un véritable somnifère naturel. Il aiderait le nouveau-né, comme l'adulte que vous êtes, à réguler son sommeil. Mais pas n'importe quel lait. En tout cas, si tous les laits de vache ont une action sédative, ne serait-ce que par le pouvoir symbolique du lait associé à l'idée d'apaisement, c'est le lait collecté la nuit qui serait le plus à même de vous aider à rejoindre les bras de Morphée. Ce sont des chercheurs coréens[3] qui ont prescrit à des personnes âgées du lait tiré des vaches pendant la nuit et ont constaté que leur sommeil s'en trouvait de meilleure qualité. Ils avaient auparavant observé cet effet sur des rats. Ils avaient donné du lait de nuit à un groupe de rongeurs en action dans un cylindre et de l'eau ou un somnifère à deux autres groupes de rongeurs sur des cylindres en rotation. Les rats qui avaient reçu du lait de nuit, comme ceux qui avaient reçu des somnifères, tombaient deux fois plus facilement du cylindre que ceux qui avaient bu du lait de jour ou de l'eau. Une heure après, les rats ayant pris un somnifère ou du lait de nuit restaient deux fois moins actifs que ceux ayant bu du lait de jour ou de l'eau. Le somnifère en question est de la famille des benzodiazépines. Il s'agit d'un médicament qui relaxe les muscles et calme l'anxiété. Cet effet du lait de nuit est donc double, d'abord il régule le sommeil, mais il aide aussi à apaiser l'anxiété. D'ailleurs, des études antérieures avaient déjà montré que la mélatonine agissait comme un anxiolytique, voire un antidépresseur chez le rat[4].

L'explication retrouvée est que le lait collecté de nuit est plus riche en tryptophane et en mélatonine (car la vache en sécrète une fois la nuit tombée) que celui collecté la journée. Le tryptophane, on l'a vu, est à la base de la fabrication de sérotonine, neuromédiateur du bien-être qui peut réguler le sommeil par son action sur l'anxiété. On sait que la mélatonine est fabriquée à partir de la sérotonine. Mais l'action du tryptophane laitier peut être contrecarrée par la présence de protéine dans le lait. Cependant, il y a de la mélatonine déjà fabriquée dans le lait des vaches qu'on a traites la nuit. La mélatonine est aussi nommée « hormone du sommeil ». C'est l'hormone centrale des rythmes chronobiologiques. Elle est sécrétée chez l'homme comme chez la plupart des autres mammifères (et donc par la vache) la nuit. Elle régule aussi de nombreuses autres sécrétions hormonales. Mais il ne faudrait pas abuser du lait de nuit en hiver. En effet, on constate l'hiver une forme de dépression saisonnière dans les contrées les plus septentrionales. La baisse de luminosité entraînerait une surproduction de mélatonine, aux dépens sans doute de la sérotonine, ce qui engendre chez un grand nombre de personnes une fatigue, une somnolence, voire un ralentissement dépressif se prolongeant jusqu'au retour des beaux jours. Enfin, si le lait aide à l'endormissement, c'est aussi pour des raisons symboliques. On l'a vu, il est associé à la petite enfance et entraîne une régression psychologique.

LA CERISE SUR LE GÂTEAU

Aimez-vous les griottes ? Ces cerises qui vont du rouge vif jusqu'au noir ont plusieurs variétés. Des textes romains évoquaient déjà leur consommation. Très juteuses et d'une saveur acidulée, elles conviennent aux confitures, mais, conservées dans l'eau-de-vie, elles font aussi un merveilleux digestif.

En 2011, une étude anglaise[5] a démontré qu'une cure de jus de griotte améliorait la qualité et la durée du sommeil. Une autre étude, de 2014, a confirmé l'efficacité sur le sommeil du jus de griotte. Dans cette étude, les participants dormaient mieux en prenant matin et soir durant deux semaines un grand verre (25 centilitres) de jus de griotte. Ceux qui avaient pris le jus de cerise dormaient, en moyenne, quatre-vingt-quatre minutes de sommeil en plus par nuit par rapport au groupe de patients insomniaques ayant reçu un placebo. Soit une heure vingt de plus ! Ils faisaient également état de moins de siestes durant la journée qu'avant l'étude et que les participants du groupe placebo.

Le secret de cette efficacité : ces cerises sont une source naturelle de mélatonine. La variété Montmorency, qui représente la majorité de la récolte en Amérique du Nord, contient 13,5 nanogrammes (ng) de mélatonine par gramme de cerise. À la mélatonine naturellement présente s'ajoute leur richesse en proanthocyanidines (des composés flavonoïdes antioxydants)[6] qui joueraient également un rôle contre l'insomnie. De quelle façon ? Ceux-ci empêcheraient la dégradation du tryptophane, précurseur de la sérotonine et de la mélatonine dans notre organisme, favoriseraient sa disponibilité et son assimilation. Ils ont aussi une efficacité antidouleur qui peut également améliorer le sommeil.

L'ORANGE AMÈRE FAIT DORMIR OU DANSER

Le bigaradier est un arbre rapporté d'Orient dans le sud de la France à l'occasion des croisades durant le Moyen Âge. Son fruit, la bigarade, est aussi nommé orange amère. Elle est plus petite que l'orange douce et sa peau est jaune ou verte. Sa chair est peu juteuse, acide et très amère. Elle est surtout consommée sous forme de confitures ou de marmelades. Les feuilles du bigaradier sont ovales et luisantes. Ses fleurs sont blanches ou roses et très parfumées. Distillées, elles donnent de l'eau de fleur d'oranger, particulièrement connue en Afrique du Nord où elle est utilisée pour aromatiser des boissons et des pâtisseries (dont les fameuses cornes de gazelle). Ses vertus apaisantes, sédatives et anxiolytiques sont reconnues depuis toujours. Je prescris volontiers une cuillerée le soir dans un verre d'eau pour aider les enfants agités à trouver le sommeil.

Cependant, l'orange amère a une double personnalité. En effet, son écorce dont on tire du zeste contient de l'octopamine. Cette molécule est très proche de l'éphédrine qui est utilisée dans certains médicaments, notamment pour décongestionner le nez. À partir d'une certaine dose, elle est très stimulante physiquement et moralement. Elle augmente l'attention, recule le seuil de fatigue et développe l'agressivité, si bien que les compléments alimentaires qui en contiennent ont récemment été prohibés à la vente en France. C'est leur action amaigrissante qui était recherchée, car cette molécule favorise la dissolution des cellules graisseuses. Mais l'octopamine a de fait une action très stimulante sur le cœur et les vaisseaux qui peuvent présenter des risques : augmentation de la fréquence cardiaque, troubles du rythme, augmentation de la tension artérielle, accident vasculaire. Voici d'autres aliments à éviter, car ils sont de faux amis si l'on veut bien dormir.

LA NOIX DE MUSCADE T'ENSORCELLE

La noix de muscade pousse sur le muscadier. Elle fut découverte par les Occidentaux en Indonésie sur l'archipel des Moluques au XVe siècle. Ils en pratiqueront la culture notamment aux Antilles et sur l'île de La Réunion. Mais elle était déjà connue dans l'Antiquité gréco-romaine. Au Moyen Âge, les Arabes assuraient son commerce vers l'Europe en cachant soigneusement son origine géographique. À la Renaissance, on était convaincu que la noix de muscade stimulait puissamment le corps et l'esprit. À telle enseigne que, jusqu'au XVIIIe siècle, les apothicaires l'inscrivaient dans 24 préparations inscrites au Codex medicamentarius de 1758 (le dictionnaire Vidal® de l'époque). C'est une épice qui, une fois râpée finement, est utilisée pour parfumer et adoucir certains plats à base de choux ou d'endives, la sauce Béchamel, agrémenter la purée de pommes de terre, les potages, ou bien les soufflés, aromatiser des cocktails ou des pâtisseries, elle entre dans la composition de la célèbre boisson à base de cola. La noix muscade est connue depuis longtemps pour ses caractéristiques psychotropes, c'est-à-dire son action sur le cerveau induisant des modifications de la perception, des sensations, des émotions de la conscience et d'autres fonctions psychologiques Dans les colonies, les esclaves d'origine africaine en consommaient pour ses effets sédatifs et euphorisants. Ils comptaient ainsi mieux supporter, en entrant dans un état second, leur douleur, leur fatigue et leur stress. Ils étaient d'ailleurs punis pour cela. À forte dose, elle est toxique pour le système nerveux central. Elle induit notamment des hallucinations, des états psychédéliques et sensoriels en plus de troubles digestifs suivis d'un sommeil prolongé avec léthargie et amnésie au réveil. Mais, pas de panique, il faudrait en consommer plusieurs grammes, ce qui est une dose très importante comparée à son usage alimentaire qui se compte en pincées. Ses indications médicinales, en dehors de certains troubles digestifs (ballonnements, digestions difficiles), sont les douleurs nerveuses. Traditionnellement, elle est considérée comme aphrodisiaque, sans doute grâce à la légère désinhibition (succédané d'ivresse) qu'elle induit.

D'AUTRES ALIMENTS À ÉVITER

Je citerai à nouveau l'alcool. Le soir, il provoque une sommolence suivie d'une insomnie à rebond. En effet, après avoir entraîné une détente musculaire, il déclenche secondairement une sécrétion d'adrénaline et bloque l'entrée du tryptophane dans le cerveau. Chez une personne qui en consomme régulièrement, la sécrétion de mélatonine est réduite.

On évitera aussi les boissons contenant de la caféine (café, thé, chocolat, sodas à la caféine comme les colas et les boissons énergétiques). La caféine stimule la vigilance en bloquant notamment l'action de l'adénosine qui favorise le sommeil et la sécrétion de mélatonine plusieurs heures après sa prise. La consommation de menthe sera aussi évitée car elle a un effet stimulant.

Les aliments cuits en friture sont à éviter également, car ils vont prendre davantage de temps pour être digérés. Les boissons gazeuses, sans être formellement contre-indiquées en cas de troubles du sommeil, augmentent le risque de reflux gastrique qui peut gêner l'endormissement.

La viande comme les autres aliments trop riches en protéines ne doivent pas être trop consommés au dîner car, on l'a vu, ils augmentent la thermogenèse et demandent aussi un temps de digestion plus important. L'organisme se « concentre » sur la digestion et diffère le processus d'endormissement qui est un processus actif et qui nécessite que la digestion ait au moins avancé de moitié.

7

Réussir à l'école et dans vos études, une question d'assiette

J'ai écrit un ouvrage intitulé *Réussir à l'école, une question d'amour ?*, dans lequel je montrais que l'intelligence n'est pas tout pour avoir de bons résultats scolaires, mais que la dimension affective, l'état émotionnel de l'élève jouent un rôle essentiel.

Or, des études mettent également en avant l'influence de l'alimentation sur la réussite à l'école. Le bon fonctionnement d'un cerveau bien nourri assure de bonnes prestations intellectuelles. Les performances dites cognitives (intellectuelles) sont, entre autres, influencées par un apport alimentaire adéquat. Le bien-être émotionnel, qui joue donc aussi un rôle capital dans la réussite à l'école, est soumis à la même influence.

DES BONNES NOTES, GRÂCE AUX CHAMALLOWS ?

Le cerveau est un organe très actif qui tire son énergie du glucose. Ses cellules nerveuses sont toujours en activité, même durant le sommeil. Aussi a-t-il besoin d'un apport continu de glucose apporté par le sang pour avoir en permanence l'énergie nécessaire.

Un adulte de poids moyen consomme 200 g de glucose chaque jour, dont les deux tiers sont utilisés spécifiquement par le cerveau. Le glucose provient directement d'aliments et de boissons contenant des hydrates de carbone. En cas de manque d'apport de sucres, l'organisme en fabrique à partir d'autres sources qui n'en contiennent pas, comme le tissu graisseux. Il est indispensable de maintenir le taux de sucre sanguin à un niveau optimal pour préserver une fonction cognitive satisfaisante, notamment en cas de tâches intellectuelles exigeantes.

Le cerveau est l'organe prioritaire en cas de diminution des apports par rapport aux autres organes. Ceux-ci, que ce soit les muscles, le foie, mais aussi le cœur, peuvent toujours tirer de l'énergie directement à partir d'acides gras. Il arrive pourtant que des baisses de courte durée du glucose disponible se produisent dans certaines zones du cerveau, par exemple en cas de jeûne le matin ou de repas sauté[1]. Elles risquent alors de gêner des fonctions cognitives, comme l'attention, la mémoire et l'apprentissage. Des études sur le glucose ont montré qu'un apport de sucre chez l'adolescent pouvait améliorer le fonctionnement cognitif, et notamment la mémoire à court terme (verbale et spatiale), ainsi que l'attention[1]. Elles ont constaté le même effet selon que la boisson est consommée après un jeûne nocturne, un jeûne de deux heures après le petit déjeuner ou après le déjeuner. Le glucose[2] améliore donc la mémoire chez l'enfant et l'adolescent qui ne présente pas de trouble de la régulation du glucose. En effet, le cerveau absorbe plus de glucose lorsqu'il est dans un état de légère tension, comme c'est le cas pour des tâches intellectuelles difficiles[3]. La prise de repas à intervalles réguliers peut y contribuer. Des études réalisées chez les jeunes enfants et les adolescents ont notamment montré que la prise d'un petit déjeuner améliore les performances intellectuelles, dès le début des cours de la matinée, en dynamisant les capacités cérébrales pour les tâches liées à la mémoire et l'attention[4]. On en reparlera un peu plus loin.

LE RÉGIME DES SPORTIFS MUSCLE AUSSI LEUR CERVEAU

Certains sportifs et surtout les *boby builders* suivent volontiers un régime alimentaire particulier, appelé régime cétogène. Il s'agit d'un régime composé d'une alimentation riche en matière grasse et qui restreint considérablement les glucides. Les aliments très riches en gras sont les fruits à coque, le beurre, la crème, la mayonnaise ou le beurre d'arachide par exemple. Les glucides éliminés sont aussi bien les sucres rapides du pain blanc que ceux des féculents. En l'absence d'apport de sucres, ce sont alors les matières grasses qui deviennent la principale source d'énergie. Ce qui entraîne la fabrication de corps cétoniques. Lorsqu'on ne fournit pas de sucres à l'organisme, ce sont les cétones qui fournissent au cerveau l'énergie dont il a besoin. Les cellules cérébrales sont très friandes de ces cétones grâce auxquelles elles sont particulièrement performantes. Si le sucre était de l'essence ordinaire, les cétones seraient du super pour les neurones. Les muscles et les organes peuvent, eux, puiser leur énergie directement dans les acides gras provenant soit des réserves de graisse corporelle, soit d'aliments riches en graisses. Ils n'ont donc pas besoin des cétones[5].

Dans ce régime, les liquides sont restreints jusqu'à se réduire aux apports nécessaires, afin d'aider à l'accumulation des corps cétoniques. Ce régime peut être utilisé comme traitement de l'épilepsie. L'épilepsie est une affection neurologique. Les crises épileptiques sont une altération transitoire du fonctionnement d'une partie ou de la totalité des neurones du cerveau. Avec la diète cétonique, les corps cétoniques qui vont s'accumuler dans le cerveau vont réduire les symptômes de l'épilepsie. Ce régime, connu comme traitement de l'épilepsie depuis les années 1920, est encore plus efficace chez l'enfant que chez l'adulte. Une étude datant de 1998 et conduite par l'université Johns Hopkins a rapporté qu'un patient sur deux avait vu les crises diminuer de 50 %, voire plus. 29 % quant à eux évoquaient une baisse de 90 %, voire plus ! Ces patients avaient auparavant essayé en moyenne six médicaments anticonvulsivants différents[6]. Ce régime est recommandé quand les médicaments contre l'épilepsie sont contre-indiqués ou inefficaces. Il est nécessaire d'enrichir alors son alimentation de calcium, vitamine D, fer et acide folique. Ce n'est pas un régime sans risques. À long terme, il peut provoquer des calculs rénaux, une déshydratation, une élévation du cholestérol et une diminution de la densité osseuse. Si les *body builders* utilisent ce régime, c'est qu'il occasionne aussi une perte de poids... en graisse. En effet, réduire le sucre et augmenter l'apport de graisse mime pour l'organisme les effets du jeûne. En cas de jeûne, en raison d'une privation d'apport calorique, l'organisme va puiser l'énergie pour maintenir le taux de glycémie dans les tissus graisseux. Le foie transforme ensuite cette source d'énergie en corps cétoniques qui sont les métabolites produits par la destruction des graisses. Dans le cas du régime cétogène, la forte absorption de lipides provoque un phénomène similaire… sans induire pour autant de fonte musculaire.

Or une autre indication de ce régime pourrait voir le jour : la schizophrénie. La schizophrénie est une maladie du cerveau qui affecte les pensées, les sentiments et les émotions, les perceptions et les comportements des sujets atteints à des moments différents et à des degrés divers. Un déclin cognitif est observé, même si l'intelligence n'est pas *stricto sensu* touchée, car l'attention, la concentration, la mémoire, l'encodage des données et le traitement de l'information sont diversement atteints et à l'origine de réactions inadaptées à l'environnement habituel. C'est en tout cas la découverte de chercheurs australiens[7] de l'université James Cook (Townsville) qui ont observé son efficacité sur des souris considérées comme schizophrènes. Les chercheurs ont donné une alimentation standard à un premier groupe de souris ayant des comportements de type schizophrénique. À un autre groupe de souris malades ils ont donné une alimentation essentiellement grasse (beurre, fromage, saumon). Or, à la fin de l'étude, les souris de ce dernier groupe ont présenté moins de comportements de type schizophrénique. Selon les chercheurs, la production de corps cétoniques a permis de réduire les circuits neuronaux dysfonctionnels. Par ailleurs, ce régime entraînant une perte de poids sans fonte musculaire, il contrebalance les effets secondaires courants liés aux médicaments prescrits en cas de schizophrénie, qui sont des troubles métaboliques avec prise de poids, diabète, et risques cardio-vasculaires. Mais ces résultats méritent des confirmations chez l'animal avant que des essais soient conduits chez l'homme.

Pour revenir à l'indication première de ce type de régime, des étudiants souhaitant perdre du poids et maintenir, voire améliorer, leurs performances intellectuelles pourraient s'y intéresser.

LE PETIT DÉJEUNER GUIDE L'HUMEUR DE VOTRE JOURNÉE

Prendre un petit déjeuner met de bonne humeur. Vous le saviez sans doute, mais une étude l'a démontré[8]. Ainsi, vous avez un argument pour inviter votre ado ronchon à ne pas sauter ce repas primordial. La composition du petit déjeuner, toujours selon cette étude, influence l'humeur. Si ceux qui prennent un petit déjeuner, contrairement à ceux qui n'en prennent pas, se sentent plus joyeux et relaxés dans la matinée, il est intéressant de noter que, pour les garçons, c'est la consommation de glucides qui est corrélée positivement à cette bonne humeur, indépendamment du nombre de calories et des apports en lipides et protéines. Chez les filles, on n'a pas cette corrélation avec les glucides, mais il est vrai qu'elles consomment beaucoup moins de sucre que les garçons. En plus de son action sur l'humeur, sauter le petit déjeuner, c'est s'assurer un coup de fatigue en fin de matinée avec un déficit d'attention et de concentration. Quand on en prend un, le petit déjeuner est bon pour les notes. C'est le cas des élèves américains qui fréquentent les écoles primaires et participent au département américain de la School Breakfast Program, auxquels sont alors proposés des petits déjeuners scolaires gratuits. L'université de l'Iowa a mené une étude et a fait le constat que les écoliers à faibles revenus et qui sautaient jusqu'alors le petit déjeuner ou avaient un petit déjeuner peu nutritif ont eu, grâce à ce programme, de meilleures notes en mathématiques, en sciences et en lecture (supérieures de 25 %) que les élèves des écoles qui n'y participaient pas. Le petit déjeuner est donc un repas essentiel. Il assure une bonne concentration, une meilleure attention et un bien-être moral qui jouent tous trois un rôle positif en classe le matin.

Une autre enquête, qui confirme l'importance du petit déjeuner dans la réussite scolaire, émane de la banque alimentaire d'Australie. L'impact des modes alimentaires a été mesuré dans 500 écoles primaires et secondaires du pays. On apprend que les deux tiers des enseignants de ces écoles y font le constat que de trop nombreux élèves viennent en classe le ventre vide, et qu'après une nuit de jeûne ils ont du mal à se concentrer convenablement, sont léthargiques ou ont des troubles du comportement qui gênent les acquisitions. Ceux qui ne prennent pas de petit déjeuner perdraient, selon ces professeurs des écoles, deux heures d'apprentissages par jour !

Vous privilégierez un petit déjeuner riche en protéines et en glucides complexes, et pauvre en sucreries et en graisses trans, tels les croissants par exemple, qui en contiennent beaucoup. Associez-le à un goûter et/ou à un repas du soir ayant un rapport protéines/glucides bas, riches en légumineuses et légumes. En effet, cela permettra l'optimisation chronobiologique de ces neurotransmetteurs.

POUR NE PAS REDOUBLER, MANGEZ DES PALOURDES !

Trois mille enfants colombiens ont participé à cette étude[9]. Âgés de 5 à 12 ans, originaires de milieux défavorisés ou de classes moyennes, ils sont scolarisés dans les écoles publiques à Bogotá, capitale du pays.

Au début de l'année scolaire, on a mesuré différents éléments tels que la vitamine A, le zinc, l'hémoglobine, la vitamine B12 et celles présentes à l'intérieur des globules rouges, ainsi que la taille des globules rouges dépendant notamment de la vitamine B12. Les chercheurs ont aussi répertorié le taux d'absentéisme de chaque élève et le nombre de redoublants à la rentrée scolaire qui suivit. Les résultats ont mis en évidence que les enfants présentant un déficit en vitamine B12 avaient un taux d'absentéisme presque deux fois supérieur à celui des enfants qui n'avaient pas cette déficience. En outre, et c'est en lien avec les résultats précédents, ces enfants déficients avaient presque deux fois et demie plus de risques de redoubler que les autres. Divers autres nutriments mesurés n'ayant pas d'influence. Cela vient confirmer l'importance de la vitamine B12 dans le développement du système nerveux central, ainsi que son rôle dans le fonctionnement cognitif et comportemental. On a vu plus haut qu'un déficit de la vitamine B12 chez l'adulte augmentait le risque de troubles dépressifs. Il est possible qu'il en soit de même chez l'enfant, ce qui expliquerait l'absentéisme avec une baisse chronique de motivation scolaire. Il faut donc redoubler de vigilance vis-à-vis de l'apport alimentaire en vitamine B12. Elle se trouve en abondance dans les foies et les palourdes, cuites à l'eau notamment, mais aussi dans les rognons et les fruits de mer en général. Les œufs et les produits laitiers en sont moins pourvus, mais ils sont moins chers pour les populations défavorisées qui seraient quasiment végétaliennes.

POURQUOI LES ENFANTS ESQUIMAUX DEVRAIENT BIEN SAVOIR LIRE

Une autre cause fréquente d'échec scolaire, surtout chez les garçons, est la dyslexie.

La dyslexie désigne, dans le langage courant, les troubles de la lecture. Elle est repérée au début de l'école primaire quand l'enfant apprend à lire et à écrire. Elle occasionne des difficultés dans toutes les matières qui nécessitent de lire un énoncé. Médicalement, on parle de « trouble spécifique des apprentissages ». Avant de poser le diagnostic de dyslexie, le pédopsychiatre s'assurera notamment que son petit patient entend bien, voit bien, qu'il n'a pas de déficit intellectuel, qu'il bénéficie d'une pédagogie de bonne qualité et qu'il n'est pas victime d'autres troubles, telle la dépression qui le rendrait indisponible aux apprentissages.

L'origine de la dyslexie est méconnue. Elle repose sans doute sur des facteurs divers. Le trouble neurologique qui gêne ou empêche une bonne capacité à lire peut être inné ou acquis, génétique ou biologique, induit éventuellement par des facteurs émotionnels. Le nombre d'enfants dyslexiques s'inscrit dans une fourchette de 4 à 8 % selon les critères de diagnostic. La large prédominance des garçons parmi les enfants touchés par une dyslexie est constante, quel que soit le type de dyslexie. Une prise en charge pédopsychiatrique est indispensable, elle doit être précoce et intensive. Elle nécessite une rééducation orthophonique, éventuellement associée à une prise en charge en psychomotricité (surtout si l'enfant a des difficultés à écrire), une rééducation visuelle et une psychothérapie pour lever les facteurs émotionnels, qu'ils soient à l'origine du trouble, consécutifs ou encore simplement associés.

Mais les aliments occuperaient aussi une place dans le traitement de ce trouble. En particulier l'huile de poisson. Il y a déjà une quinzaine d'années, des chercheurs anglais[10] ont donné de l'huile de poisson pendant trois mois à la moitié des enfants d'une classe spécialisée de 40 enfants dyslexiques. Ils ont publié les résultats qui ont montré que les enfants dyslexiques auxquels on avait donné des capsules d'huile de poisson se concentraient mieux, se tenaient mieux en classe et paraissaient moins anxieux, autant de facteurs qui aggravaient auparavant leurs difficultés d'apprentissage ou qui en étaient peut-être la conséquence.

Des études ultérieures sont arrivées à des conclusions similaires. Ainsi ce seraient les acides gras polyinsaturés que l'huile de poisson contient qui seraient les facteurs actifs, et plus particulièrement les oméga 3. Ces acides gras joueraient en effet un rôle important dans le bon fonctionnement des cellules du cerveau impliquées dans la lecture, non seulement au cours du développement du cerveau, mais également tout au long de la vie. Ils seraient donc aussi indiqués aux adultes dyslexiques. Aussi peut-on donner aux enfants et aux adultes dyslexiques de l'huile de foie de morue chaque matin, comme j'en avalais petit, même si à mon époque on lui trouvait un goût rebutant. Les poissons gras contiennent deux oméga 3[11] particuliers et particulièrement indiqués pour la dyslexie, mais pas seulement. Le zinc, l'iode, le sélénium, les vitamines A et D sont aussi présents en bonne quantité dans ces poissons. Or si ces composants ne sont pas spécifiquement indiqués pour stimuler les zones du cerveau qui commandent la lecture, ils sont indispensables pour un bon fonctionnement cérébral global.

LES INTELLOS NE MANGENT PAS LA NUIT

Ne laissez pas votre adolescent(e) manger la nuit régulièrement, si vous voulez qu'il ou qu'elle soit performant(e) à l'école. Ce conseil est valable pour vous, si vous mangez la nuit ou travaillez de nuit, mais aussi pour vos parents si vous voulez prévenir chez ces derniers un déclin cognitif. C'est ce que révèle une étude conduite par des chercheurs américains qui mettent en évidence que les « nyctaphages » (mangeurs nocturnes) perturbent leurs capacités cognitives.

On savait déjà que les travailleurs de nuit avaient des risques plus élevés de développer certaines pathologies physiques, tel le diabète. Là, ces chercheurs de l'université de Californie menés par le Pr Christopher Colwell[12] se sont penchés sur les cycles de sommeil et d'alimentation des souris. Ils ont publié leurs observations dans la revue scientifique *eLife*. Les études ont permis d'observer que, quand les souris s'alimentaient sur leur temps de sommeil, elles obtenaient des résultats médiocres aux tests d'évaluation de leurs performances cognitives. En fait, les tests cognitifs perturbés sont surtout ceux en lien avec la mémoire. C'est la zone du cerveau nommée hippocampe qui est concernée. Elle régit l'enregistrement des souvenirs, leur organisation et la remémoration à long terme, permettant pour la souris la reconnaissance des objets. Celle-ci est apparue moins bonne chez les souris qui se nourrissaient sur leurs heures de sommeil. L'explication biochimique porterait sur le fonctionnement d'une protéine, nommée CREB, et qui se situe dans l'hippocampe. Cette protéine fonctionnerait moins bien si les souris mangent au « mauvais » moment, c'est-à-dire lors de leur sommeil, la nuit. Ce sont les modifications hormonales liées à la prise alimentaire qui ont des répercussions sur l'hippocampe. Cette réduction d'activité de la protéine finirait par perturber la mémoire. Des travaux similaires pourront être conduits chez l'homme. On sait déjà que les travailleurs de nuit présentent de moins bons résultats à certains tests cognitifs. Il convient de vérifier si le fait de se lever pour manger la nuit perturbe les tests de mémoire des humains comme chez les souris. Il n'empêche : le respect des rythmes veille-sommeil est important pour la fonction cognitive.

Manger aux heures de repas, matin, midi et soir, sans manger entre les repas ni la nuit, serait le plus adapté pour avoir de bonnes performances cognitives. À l'inverse, les repas décalés nuiraient aux performances scolaires de vos enfants comme à vos performances intellectuelles.

Si la dyslexie est une cause d'échec scolaire que l'on peut « soigner » grâce à l'alimentation, il en est de même avec l'hyperactivité et le déficit attentionnel.

L'HYPERACTIVITÉ ET LE DÉFICIT ATTENTIONNEL DE VOTRE ENFANT SE SOIGNENT DANS LA CUISINE

L'hyperactivité, avec ou sans déficit de l'attention (nommé aussi TDHA), concernerait de 3 à 6 % des enfants. Ce sont majoritairement des garçons. C'est une cause majeure d'échec scolaire, et c'est encore aujourd'hui en raison de cet échec scolaire que le diagnostic peut être posé par un professionnel. Cette hyperactivité persiste volontiers à l'âge adulte.

L'activité motrice de ces enfants est augmentée et désordonnée. On dit communément qu'ils ne tiennent pas en place. Ils sont facilement distraits, impatients, impulsifs et parfois agressifs quand ils sont contrariés. Les troubles de l'attention associés à cette instabilité portent atteinte à leurs performances scolaires. Cela gêne aussi leurs relations sociales. Le rejet dont ils sont l'objet génèrent une mauvaise estime de soi, voire un état dépressif qui peut aggraver les symptômes. Les causes sont méconnues. Il y aurait des facteurs génétiques (le fait d'avoir un parent hyperactif favorise l'hyperactivité, même si l'enfant pourrait devenir hyperactif non pas par hérédité génétique, mais par identification au parent touché), des facteurs neurologiques, des facteurs éducatifs, des facteurs émotionnels (par exemple, l'anxiété peut se traduire par des symptômes équivalents) et des facteurs environnementaux qui restent à déterminer. Parmi ceux-là, il faut se pencher sur les facteurs alimentaires. Qu'il s'agisse d'aliments favorisant ou, au contraire, diminuant les symptômes, mais aussi des additifs ou autres facteurs polluant l'alimentation.

Plus de poisson, moins de sodas

Selon une étude parue dans la revue américaine *Pediatrics*, manger équilibré serait un remède pour soigner l'hyperactivité des enfants. Ainsi une alimentation à base de riz, de viande, de légumes, de poires et d'eau a été récemment testée aux États-Unis. Ce type d'alimentation diversifiée et sans excès de graisse, ni de sucre et sans aucun soda est loin d'être la plus courante auprès des enfants américains, parmi lesquels il existe un pourcentage d'hyperactifs bien plus élevé qu'en France.

Au bout de cinq semaines de ce régime, plus de 60 % des enfants étaient moins provocateurs et moins opposants. Les auteurs[13] de cette étude en revanche remettent en question les régimes à base de suppléments alimentaires ou très restrictifs qui sont difficiles à tenir. Parmi les hypothèses avancées, on considère que des apports trop importants en sucres rapides entraînent des effets « yoyo » de la glycémie avec des épisodes d'hypoglycémie succédant à des montées hyperglycémiques. Les baisses de glycémie étant alors responsables de baisse de la capacité de concentration et d'attention. Aussi, les auteurs conseillent-ils une alimentation plus diversifiée et contenant des fibres, des protéines, des sucres lents, pour éviter ces variations glycémiques trop brusques et vraisemblablement responsables selon eux de ces déficits attentionnels avec hyperactivité.

Pour lutter contre l'hyperactivité, d'autres conseillent de donner à son enfant beaucoup d'aliments riches en oméga 3 (huile de colza, poissons gras) et de veiller à ce qu'il ait un bon équilibre oméga 3/oméga 6. Ils préconisent aussi autant de légumes bios que possible et ce afin d'augmenter ses apports en nutriments essentiels (vitamines et minéraux).

Des œufs durs aux épinards

Pour l'ensemble des hyperactifs, des œufs durs aux épinards rendraient aussi beaucoup plus attentif et faciliteraient les bons réflexes, au volant notamment. Voilà qui est intéressant pour les personnes qui présentent un déficit attentionnel, mais aussi pour ceux qui en raison de leur âge (déclin cognitif) sont sujets à la déprime ou à la fatigue ou qui auraient besoin de stimuler leur cerveau.

C'est à une étude néerlandaise publiée dans la revue *Neuropsychologia*[14] que l'on doit cette découverte. Les chercheurs y démontrent qu'une alimentation enrichie en tyrosine, substance présente dans ces aliments, boosterait l'attention et les réflexes, ce qui permettrait notamment de prévenir des accidents de la circulation. Pour cela, ils ont pris la mesure des temps de réaction des volontaires à l'aide d'un écran d'ordinateur. En pratique, quand une flèche verte apparaissait à l'image, ils devaient appuyer sur la touche correspondant au sens de la flèche (à gauche ou à droite) et le plus vite possible. Quand la flèche à l'écran apparaissait rouge, les participants ne devaient pas bouger.

Les auteurs de l'étude ont ainsi mesuré les réflexes des participants avant et une heure après l'ingestion d'un verre de jus d'orange, enrichi ou pas, en tyrosine. Résultat, les réflexes des participants étaient nettement supérieurs, leur attention plus vive après la consommation de la boisson contenant de la tyrosine. Cet acide aminé, on l'a vu, est un précurseur de la dopamine, neurotransmetteur impliqué dans la motivation et dans les comportements élémentaires : alimentaires, affectifs, sexuels et dans la vigilance. Aussi, un déficit en tyrosine peut induire une baisse de dopamine et donc une plus faible vigilance. On a ainsi la confirmation des résultats d'une étude[15] faite précédemment en 2011, durant laquelle les chercheurs avaient administré de la tyrosine par voie orale avec du 5.HTP, un précurseur immédiat de la sérotonine. Ils avaient ajouté un certain nombre de cofacteurs nécessaires à la synthèse de catécholamine et de la sérotonine ainsi que des molécules utiles pour augmenter l'efficacité du traitement, à l'instar de la vitamine C, du calcium ou de la vitamine B6. Chez 67 % des 85 participants, ils ont obtenu une amélioration significative de leur attention, passée à 77 % après un ajustement de la dose. L'attention est améliorée chez tous, que l'on ait ou non un déficit attentionnel à l'origine.

Où trouver de la tyrosine dans l'alimentation ? Comme pour tous les acides aminés, la tyrosine est présente là où il y a des protéines.

On trouve notamment de la tyrosine dans les aliments suivants : les produits laitiers (en particulier certains fromages qui présentent de petites étoiles blanches visibles sur la tranche de section, ce sont des cristaux de tyrosine), le soja, les amandes, les avocats, les bananes, les épinards, les œufs, le germe de blé, les graines de sésame et de citrouille. Notez que la quantité de tyrosine ingérée ne dépend pas uniquement de ses concentrations dans un aliment donné, mais aussi de la quantité totale consommée.

Mais les études portent aussi beaucoup sur les aliments à éviter. Que ce soit en raison d'allergies à l'origine de symptômes d'hyperactivité ou en raison des additifs (type phosphates) qu'ils contiennent.

Allergies alimentaires et concentration

Une étude publiée dans le réputé *Lancet* en 2011[16] met en cause des allergies alimentaires comme source de TDHA[17]. Dans cette étude, sur 100 enfants âgés de 4 à 8 ans, la première moitié mangeait de tout, tandis que l'autre consommait seulement du riz, de la dinde, des pommes de terre, des carottes, des poires... Après cinq semaines de ce second régime, les symptômes ont diminué chez 64 % des enfants. Par ailleurs, après réintroduction de certains aliments (lait, œufs), les symptômes sont réapparus chez les deux tiers des enfants. Aussi la recherche d'une allergie alimentaire et un régime adapté pourraient être indiqués.

Voici, par ordre décroissant, les 10 aliments à l'origine d'allergies.

- Les arachides
- Le blé

- Les fruits de mer (poissons, crustacés et mollusques)
- Les graines de sésame
- Le lait
- Les noix
- Les œufs
- Le soja
- Les sulfites[18]
- La moutarde.

L'allergie alimentaire est à distinguer de l'intolérance alimentaire qui est une incapacité à digérer ou à absorber certains aliments ou certains de leurs composants.

D'autres études semblent rendre responsables le lait de vache et ses produits dérivés de différents troubles évocateurs d'hyperactivité chez des enfants qui y seraient allergiques[19]. Il ne s'agit pas d'arrêter immédiatement les laitages au moindre doute, surtout chez le jeune enfant. Une telle modification de régime ne peut se faire qu'avec l'aval du pédiatre après qu'aura été confirmée biologiquement une telle allergie et que les apports en calcium et en protéines, notamment, auront été compensés.

Halte aux additifs (phosphates, édulcorants, etc.) !

Les édulcorants, tels que l'aspartame, sont également accusés par certains professionnels de favoriser l'hyperactivité avec déficit attentionnel. Ce sont des composants qui ont un très fort pouvoir sucrant sans être du sucre et qui sont utilisés pour édulcorer les boissons et les aliments à faible apport calorique ainsi que des médicaments. Leur consommation est surtout motivée par le fait qu'ils n'apportent que très peu de calories car il suffit de 200 fois moins d'aspartame que le sucre pour obtenir la même sensation sucrée. L'aspartame a aussi les avantages de ne pas favoriser les caries et d'être un édulcorant bon marché. En France, sans être interdit, il est recommandé, par prudence, de ne pas en donner aux enfants. Il entraînerait, comme le sucre ordinaire pris en excès, des résistances à l'insuline.

Le glutamate est un acide aminé très répandu dans la nature. Il est utilisé comme additif alimentaire. Pur, il n'a pas un goût agréable s'il n'est pas associé à une odeur savoureuse. Il est utilisé comme un exhausteur de goût. En tant qu'arôme, et dans la bonne proportion, il peut ainsi améliorer d'autres composants actifs du goût. En effet, il mêle, assouplit et harmonise la perception globale des différents goûts de certains plats. Il se marie bien avec les viandes rouges ou blanches, les poissons, de nombreux légumes, les sauces, les soupes et les marinades. Il augmente la préférence globale pour certains de ces aliments. Cependant, il est aussi accusé de favoriser les TDHA parmi d'autres troubles neuropsychiques chez l'enfant depuis qu'on a observé des lésions sur le cerveau de souriceaux dans les années 1970. Le sujet reste débattu, et d'autres études sont en cours.

Les phosphates alimentaires[20] sont également suspectés de favoriser le TDHA. Que faut-il en penser ? Cela reste en discussion. Il existe trois sources de phosphores alimentaires : les protéines animales (laitages, viandes rouges et blanches, poissons) bien absorbées ; les végétaux (légumes secs, haricots, noix) moins bien absorbés (car stockés en phytates que l'on ne digère pas, mais que les levures, de pain notamment, peuvent décomposer) et les aliments industriels avec leurs additifs. Cette dernière catégorie est une source préoccupante. Les phosphates sont présents dans beaucoup d'additifs (E338 utilisé entre autres comme acidifiant dans les sodas, E339, E340, E341, E343, E350, E351, E352 considérés comme les plus riches). On en trouve dans la plupart des aliments industriels et jusque dans les laits en poudre concentrés, qu'ils stabilisent. Bien absorbés, ces apports, du fait d'une alimentation trop protéinée et surtout trop riche en produits industriels, risquent d'augmenter le taux de phosphore dans l'organisme.

Voici quelques aliments naturellement riches en phosphore : cervelle d'agneau, foie de veau, bacon, fromages à pâte dure (parmesan, emmental, comté, gouda…), son de blé, avoine, sardine, saumon, morue, carpe, seiche, dattes, noix de cajou, noix du Brésil, pistaches, germes de soja. La plupart de ces aliments sont bons pour la santé. Le phosphore est nécessaire. Il joue un rôle majeur dans le métabolisme du calcium. C'est ainsi qu'il participe activement à la calcification osseuse et à la dentition. Il intervient aussi dans la formation de nombreux composés essentiels aux réactions de l'organisme et à la création d'énergie (molécule d'ATP) mais, au-delà des apports conseillés, il peut se révéler toxique, car il bloque l'action de la vitamine D. L'Autorité européenne de sécurité des aliments (EFSA) doit réévaluer ces différents additifs avant le 31 décembre 2018. En attendant, si la question vous préoccupe, lisez les étiquettes pour éviter les additifs cités plus haut, évitez aussi l'acide citrique, enfin réduisez les aliments industriels et les sodas, les confiseries industrielles, les charcuteries (ou les prendre sans phosphate), les régimes hyperprotidiques mais pauvres en calcium, et les régimes à base de riz, poissons et de farine non blutée (cuisine asiatique). L'intoxication aux phosphates agirait sur les sécrétions des hormones des glandes surrénales qu'elle perturberait. Des aliments tels que le vinaigre balsamique (et non le vinaigre de cidre) sont conseillés par certains diététiciens pour contrebalancer l'effet des phosphates sur le ph et pour augmenter l'acidité de l'organisme.

Au total, voici une série de conseils alimentaires si votre enfant ou vous-même souffrez d'hyperactivité avec déficit attentionnel. Ils tiennent compte de ce qui précède et d'autres hypothèses qui restent à démontrer.

– La nourriture industrielle sera réduite à la portion congrue. Les confiseries seront écartées. Les plats préparés seront remplacés par du fait maison.

– Évitez les édulcorants artificiels de toutes sortes. L'alimentation du quotidien verra les apports de sucres et en particulier de sucres rapides fortement diminués voire éliminés.
– On boira de l'eau et des tisanes à la place des jus de fruits, des sodas et du lait. Les aliments biologiques fermentés contenant des probiotiques de haute qualité seront régulièrement consommés, surtout après des traitements antibiotiques.
– Servez à votre enfant ou à vous-même beaucoup d'aliments riches en oméga 3, donc de l'huile de colza, des poissons gras et assurez-vous qu'il bénéficie d'un bon équilibre oméga 3/oméga 6.
– Consommez autant de légumes bios que possible, à la fois pour réduire l'exposition aux polluants et pour augmenter les apports en nutriments essentiels (vitamines et minéraux).
– Ne consommez pas trop de céréales, surtout de blé. Même le blé entier peut avoir des effets néfastes sur l'équilibre mental, parce qu'il contient de grandes quantités d'agglutinine de germe de blé (AGB) qui a une action neurotoxique. Essayez d'abord d'éliminer le blé pendant une à deux semaines puis observez si vous remarquez une amélioration radicale du comportement de votre enfant.
– Faites-lui prendre le soleil et consommer des aliments riches en vitamine D pour maintenir un taux optimal. Il existe des récepteurs de la vitamine D dans le système nerveux central. La vitamine D pourrait

contribuer au processus de détoxification du cerveau. Des métaux comme l'aluminium, le cadmium, le plomb et le mercure sont courants dans des milliers de produits alimentaires, objets et produits domestiques et produits industriels. La présence de ces métaux toxiques dans le corps de votre enfant peut interférer avec d'innombrables phénomènes physiologiques, avec bien sûr des conséquences possibles sur son humeur et son comportement.

UN RÉGIME POUR LES AUTISTES ?

L'autisme est une maladie neurodéveloppementale. Elle est bien sûr plus grave que les déficits attentionnels ou la dyslexie, et son impact sur l'enfant ne se limite pas, tant s'en faut, aux difficultés scolaires. Pourtant, les troubles autistiques ne sont pas des déficits intellectuels, en revanche, ils perturbent fortement les acquisitions.

Aujourd'hui, les enfants autistes peuvent et doivent bénéficier d'une scolarité en milieu ordinaire, même si les moyens en personnels et en formation n'ont pas été donnés à l'Éducation nationale pour que cela se passe de façon optimale.

On parle de troubles du spectre autistique (TSA) qui englobent l'autisme pur ou des maladies telles que le syndrome d'Asperger. Les TSA désignent des troubles neurologiques qui affectent la communication et les relations sociales. Ils se manifestent aussi par des comportements inhabituels (des gestes répétitifs et restreints notamment). Les personnes qui en sont atteintes ont un cerveau qui traite mal les informations sensorielles qu'il reçoit. Quelle qu'en soit l'origine, on observe dans les TSA des troubles affectifs et émotionnels majeurs, avec des peurs singulières et une sensibilité atypique. Ces troubles ont de lourdes conséquences aussi bien sur le plan familial que social et professionnel. Ils sont très difficiles à soigner et font l'objet de nombreuses recherches. Or, parmi les pluralités des facteurs causaux qui sont envisagés, on trouve en particulier les facteurs alimentaires. En effet, on voit de plus en plus d'enfants autistes auxquels les parents décident de proposer un régime alimentaire particulier, par exemple sans gluten (voir, p. 188, « Sans gluten, je me sens plus sereine… »).

Environ 1 enfant sur 88 a un trouble du spectre de l'autisme. Le nombre de cas de personnes atteintes de TSA est en hausse. Depuis 2002, cela représente une augmentation de 78 % de l'incidence de ces troubles. Beaucoup pensent que cette augmentation est due à l'amélioration des capacités de diagnostic, mais d'aucuns accusent des facteurs environnementaux et notamment ceux en lien avec les polluants alimentaires.

Le dépistage précoce est fondamental pour obtenir plus de garanties d'une évolution favorable. Les personnes ayant un trouble du spectre de l'autisme peuvent avoir une mauvaise nutrition, car elles présentent souvent des habitudes alimentaires sélectives ainsi qu'une sensibilité sensorielle qui les prédisposent à restreindre leur alimentation. Il est donc impératif de procéder à une évaluation détaillée des apports nutritionnels des personnes concernées afin que des interventions rapides et intensives puissent être recommandées dès le plus jeune âge. En effet, les TSA sont particulièrement sensibles à la nature des apports alimentaires. Il existe un consensus quant au fait que les enfants autistes ont en grande majorité des troubles du comportement alimentaire et, surtout, des habitudes alimentaires sélectives, une peur des aliments nouveaux ou inconnus (néophobie alimentaire), une hypersensibilité aux allergies alimentaires, un répertoire limité de choix alimentaires et d'autres problèmes de comportement liés aux heures des repas. En conséquence, ils présentent donc certains déficits en nutriments (sous-alimentation) et nécessitent donc une modification de leur alimentation, des suppléments nutritionnels, des aliments enrichis pour garantir qu'ils satisfont entièrement les directives diététiques.

Parmi les carences observées chez les sujets touchés par des TSA, est signalée la fréquence d'insuffisance de certains micronutriments. La recherche se penche sur l'identification et le développement d'indicateurs d'évaluation nutritionnelle qui pourraient servir de signaux d'alerte précoces lors d'examens de routine dès la naissance puis tout au long de la croissance de l'enfant. Des chercheurs se sont penchés sur l'état nutritionnel des individus atteints de TSA en prenant appui notamment sur leurs mesures anthropométriques, sur des biomarqueurs et sur l'évaluation de leur alimentation. Ces recherches révèlent un taux anormalement accéléré de la croissance chez les nourrissons et les enfants atteints d'autisme.

Cependant, elles montrent des résultats contradictoires sur la prévalence du surpoids et de l'obésité en comparaison avec la croissance générale de ces enfants. On peut cependant considérer que les enfants ayant un trouble du spectre de l'autisme sont plus susceptibles d'être en surpoids ou obèses que les autres. Les habitudes alimentaires inhabituelles, ainsi qu'une diminution de possibilités d'activités physiques sont peut-être des facteurs contributifs. Fait intéressant, les personnes souffrant d'un trouble du spectre autistique sont également plus susceptibles de souffrir d'insuffisance pondérale que la population générale. Il semble que leurs habitudes alimentaires inhabituelles sont susceptibles de conduire aux deux extrémités : surpoids et obésité d'un côté et insuffisance pondérale de l'autre. La diminution de l'acide folique, la baisse des vitamines B6 et B12, celle des concentrations de vitamine D et, en revanche, l'augmentation de l'homocystéine ont été proposées comme biomarqueurs possibles pour un diagnostic précoce des TSA.

Une théorie avance que des peptides (petites protéines) issus du gluten ou de la caséine traverseraient la barrière intestinale devenue trop poreuse chez certains enfants pour se fixer sur des récepteurs du système nerveux central (récepteurs aux opiacés) et généreraient des troubles de type autistique. Or, une revue de la littérature[21] faite par une équipe de spécialistes américains, néozélandais et italiens conclut qu'elle est sans fondement scientifique. Cette équipe arrive à la conclusion que, même si un enfant a le droit d'être autiste et avoir une intolérance alimentaire, les régimes sans caséine et sans gluten préconisés par certains comme traitement de l'autisme n'ont aucunement fait la preuve de leur efficacité. Déjà, en 2009, l'Agence française de sécurité sanitaire des aliments (AFSSA) s'était penchée sur la question et avait rendu en avril 2009 un rapport intitulé « Efficacité et innocuité des régimes sans gluten et sans caséine proposés à des enfants présentant des troubles envahissants du développement (autisme et syndromes apparentés) », concluant que « les données scientifiques actuelles ne permettent pas de conclure à un effet bénéfique du régime sans gluten et sans caséine sur l'évolution de l'autisme ».

Cela n'a pas empêché d'autres études[22] d'être conduites dont certaines mettent en évidence que les enfants autistes ont un taux significativement plus élevé de casomorphine 1-7 dans l'urine que les enfants normaux. La casomorphine 1-7 est un peptide dérivé d'une protéine du lait (la caséine). Il semblerait d'ailleurs que la sévérité de certains des symptômes autistiques soit d'autant plus importante que ces taux retrouvés dans l'urine sont élevés. Même s'il s'agit d'une pratique contestée par le corps médical, cette hypothèse explique que certains parents réduisent l'apport de produits laitiers bovins à leurs enfants victimes de TSA. En revanche, le magnésium et les oméga 3 sont recommandés, selon ces mêmes théories alimentaires. Le corps ne contient pas de magnésium. C'est donc uniquement par l'alimentation que l'on peut s'en procurer (en dehors des suppléments). La principale source alimentaire de magnésium est souvent d'origine céréalière (voir, p. 171, « Le magnésium superstar »). Les céréales intégrales ou de farine complète en fournissent quatre fois plus que les produits raffinés (pain et riz blancs). Mais il ne faut alors pas suivre un régime sans gluten.

Si la plupart des recherches ont mis l'accent sur les besoins spécifiques des enfants atteints de troubles du spectre autistique en termes de nutrition, il serait également nécessaire que la recherche se penche de plus près sur les besoins nutritionnels des populations adultes souffrant de TSA afin de développer des stratégies nutritionnelles efficaces.

Restons dans le domaine des performances intellectuelles, mais passons chez les seniors. Quelle alimentation peut prévenir le déclin cognitif et ralentir la progression de maladies telles que la maladie d'Alzheimer ? En sachant que la prévention peut commencer jeune.

8

Déclin cognitif et alzheimer : quand l'estomac soigne la tête

Le déclin cognitif nous menace tous. Cela correspond au vieillissement du cerveau, mais pas seulement. Car la maladie d'Alzheimer peut aussi toucher des cerveaux jeunes qui se trouvent envahis par une substance nocive perturbant son fonctionnement : la substance amyloïde. Pour l'heure, aucun traitement n'est capable d'enrayer la destruction progressive des neurones qui survient chez les malades d'Alzheimer. Il est donc primordial pour les chercheurs d'identifier les facteurs environnementaux (alimentation, tabagisme, etc.) qui pourraient être liés à l'apparition de cette maladie. Il existe d'autres démences qui entraînent un déclin similaire. Ce déficit cognitif n'est pas un simple recul de la mémoire. Certes, il y a un déficit mnésique qui s'installe et s'aggrave, mais il y a aussi une baisse des différentes composantes intellectuelles qui touche au raisonnement et au jugement. Ce déclin cognitif s'accompagne d'une modification de la personnalité qui fait que la famille ne reconnaît plus son parent victime de démence. L'équilibre émotionnel est totalement déréglé. Or, alors que les médicaments actuels sont impuissants à ralentir cette évolution, une alimentation ciblée peut prévenir l'apparition de ce déclin et la ralentir si elle doit survenir. D'autant que chez les personnes âgées, la perte d'appétit limite souvent sensiblement la consommation alimentaire, ce qui pourrait affecter les apports en différents nutriments.

Nous verrons, au sujet du régime méditerranéen particulièrement indiqué, que consommer de nombreux nutriments ensemble est une très bonne stratégie pour prévenir le déclin cognitif. Cependant de nombreuses études scientifiques nous permettent d'affirmer que certains aliments sont aussi, isolément, des alliés pour s'assurer une bonne santé cérébrale. Ainsi en est-il par exemple du chocolat noir, des épinards, des myrtilles ou encore du thé vert qui améliorent chacun la mémoire et la concentration.

LAISSEZ TOMBER LA CAMOMILLE POUR UNE INFUSION À LA MENTHE !

Les infusions à la menthe peuvent améliorer la mémoire de travail et la mémoire sur le long terme (mémoire dite rétrograde) chez des sujets adultes en bonne santé. C'est le résultat de l'étude conduite par le Dr Mark Moss et ses associés de l'université de Northumbrie et dont il a publié les résultats lors de la conférence annuelle de la Société britannique de psychologie à Nottingham, en avril 2016[1]. Cette étude a porté sur 180 personnes qui devaient recevoir au hasard une boisson à la camomille, une simple boisson d'eau chaude ou une boisson à la menthe poivrée. Avant qu'elles ne boivent, elles devaient remplir des questionnaires en lien avec leur état moral et leur humeur. Ensuite, après une vingtaine de minutes, ces personnes passèrent des tests mesurant leur mémoire et d'autres fonctions cognitives et répondirent aussi à un autre questionnaire sur leur état moral. L'analyse des résultats montra que le thé à la menthe augmentait de façon significative les différents types de mémoire et la vigilance, comparativement à la camomille et à l'eau chaude. Les infusions de camomille, au contraire, ralentissaient leur mémoire et leur vitesse d'attention par rapport aux deux autres boissons. Elles eurent aussi un effet sédatif. Cette étude confirma les effets différenciés de ces deux plantes à infusion.

Une deuxième étude fut menée chez des personnes âgées afin de mesurer leurs capacités cognitives.

À 150 volontaires de 65 ans et plus, on demanda, non pas de boire cette fois, mais de sentir des parfums à base de plantes. Un groupe fut placé dans une pièce à sentir des huiles essentielles de romarin et de lavande, quand l'autre groupe était assis dans une pièce non parfumée. À la fin de l'expérience, on a demandé aux volontaires de passer des tests de mémoire et d'évaluation de l'humeur. Les résultats ont montré que les herbes avaient affecté l'humeur et la mémoire des volontaires. Ceux qui avaient été mis dans une chambre parfumée au romarin ont montré une plus grande mémoire, marquant une moyenne de 15 % plus élevée que ceux qui avaient été placés dans une pièce non parfumée. Ceux placés dans les chambres parfumées à la lavande ont montré quant à eux des niveaux plus élevés de calme, ce qui semblait atténuer leurs souvenirs. Cette dernière étude montre que l'impact de l'alimentation ne passe pas seulement par son goût ou ses nutriments, mais aussi par son odeur (qui participe au goût), ce qui est une voie de recherche inédite.

PAS DE FRITES GRASSES NI DE CRÈME GLACÉE POUR PAPY ET MAMIE...

La consommation d'aliments gras et sucrés a un effet apaisant. Beaucoup d'aliments dits de réconfort font partie de ces catégories. Mais ce qui apaise trop peut aussi rendre moins réactif. Une consommation prolongée d'aliments sucrés et gras rendrait votre cerveau moins « adaptable ». Cela signifie que face à une situation nouvelle, par exemple à la suite d'un déménagement, vous rencontreriez davantage de difficultés à vous adapter. La nouveauté devenant alors source de stress.

Des chercheurs de l'Ohio State University[2] ont évoqué cette hypothèse après des tests conduits sur des souris.

Après un mois d'alimentation riche en graisse et en sucre, ces souris avaient des capacités d'apprentissage altérées et une mémoire perturbée à court comme à moyen terme. Les plus âgées d'entre elles (déjà moins adaptables que les plus jeunes) étant les plus sensibles. Si ces études se confirment chez les personnes âgées, il conviendrait de réduire l'apport relatif d'aliments gras et sucrés sur la durée afin de préserver les capacités d'adaptation qui s'altèrent déjà naturellement avec le temps.

CAROTTES RÂPÉES, MAÏS ET LÉGUMES À FEUILLES VERTES POUR UN CERVEAU BIEN VERT

Pour maintenir un cerveau jeune et prévenir son déclin cognitif, mangez des aliments riches en lutéine et en zéaxanthine (sa cousine germaine).

C'est le résultat d'une méta-analyse de diverses études[3]. La lutéine était connue pour améliorer la tolérance de la peau au soleil en augmentant la quantité de lipides (graisses) présentes à sa surface. Or il s'avère que ces pigments qu'on trouve notamment dans les carottes, le maïs (auxquels ils donnent la couleur jaune), les fruits colorés et certains légumes à feuilles vertes comme les choux, l'oseille, les épinards (dont je vous parlerai plus loin en détail) améliorent les fonctions cognitives, le quotient intellectuel et les résultats aux tests de mémoire. Les aliments qui en sont riches sont donc à conseiller en priorité aux personnes âgées.

LA BLETTE REND MOINS BÊTE

La blette est aussi appelée bette. C'est une plante potagère issue du bassin méditerranéen, de la même famille que la betterave rouge. Ses tiges se préparent comme des asperges et les feuilles ressemblent aux feuilles d'épinard. Tout se mange donc dans la blette, elle se cuisine sautée, en soupe, bouillie ou à la vapeur. En revanche, évitez de la consommer crue car elle contient de l'acide oxalique, source de calculs, qui est éliminé par la cuisson. Les personnes sous anticoagulants n'en abuseront pas, car elle est riche en vitamine K, ce qui peut modifier la fluidité du sang. Les feuilles sont d'un apport plus riche sur le plan nutritif que la tige. Elles se cuisinent comme les épinards. La tige peut être rouge, mais c'est la blanche que l'on mange de nos jours.

Très à la mode au XIXe siècle et très cotée comme plante thérapeutique au Moyen Âge, on ne la trouve guère aujourd'hui dans nos assiettes. Sa richesse en flavonoïdes en fait pourtant un aliment qui active positivement l'humeur. Riche en magnésium utile au bon fonctionnement nerveux, la bette est aussi bien dotée en fer, prévenant l'anémie, source de fatigue physique et morale. Mais, surtout, elle contient une enzyme, l'acétylcholinestérase, qui permet de prévenir les maladies neurovégétatives comme parkinson et alzheimer.

LES RACINES DE GINSENG ENRACINENT LA MÉMOIRE

La racine de cette plante herbacée originaire d'Asie est assez peu consommée en France. Elle est connue pour ses vertus aphrodisiaques chez l'homme, comme on l'a vu plus tôt, et pour son action tonifiante avec des bienfaits contre l'asthénie fonctionnelle, cette fatigue d'origine psychologique. Elle est prescrite depuis des siècles dans la médecine chinoise comme stimulant physique et intellectuel. Elle combat aussi le ralentissement psychique et moteur en cas de déprime en dopant l'activité générale et les différentes activités cognitives (concentration et mémoire notamment).

En 2006, une étude américaine a montré qu'une consommation régulière de ginseng pouvait réduire chez l'animal le nombre de plaques amyloïdes, dont la présence excessive est responsable de la maladie d'Alzheimer. Hélas, ce n'est pas démontré chez l'homme, mais c'est une voie de recherche pour lutter contre cette démence et contre les déficits cognitifs liés à l'âge. De nombreuses études suggèrent que les ginsénosides qu'il contient ont des propriétés antioxydantes. Ils agiraient comme piégeurs de radicaux libres. Ils permettent également le maintien de l'activité de la superoxyde dismutase, un antioxydant primaire très puissant. Ces propriétés antioxydantes sont utiles entre autres pour la protection des neurones. D'autres études sur des modèles animaux donnent à penser que les ginsénosides ont des propriétés neuroprotectrices et qu'elles pourraient être utiles dans le traitement des maladies neurodégénératives telles que la maladie d'Alzheimer et la maladie de Parkinson[4]. De plus, une étude réalisée sur des souris a montré que les ginsénosides permettent d'améliorer la capacité de mémorisation, en contribuant à l'approvisionnement en sang du cerveau[5]. Par ailleurs, de nombreuses études ont montré que la prise de ginseng, et par conséquent de ginsénosides, favorisait une meilleure tolérance au stress.

LES VIEUX ÉCUREUILS ONT UNE BELLE QUEUE ET TOUTE LEUR TÊTE

Ce que j'ai appelé le « régime écureuil » est un régime riche en mélatonine. On en trouve en grande quantité dans les noix et les noisettes. On en trouve aussi dans le lait de vache tiré de nuit. Il existe aussi de la mélatonine, mais en moindre quantité, dans le maïs, les pommes de terre et les tomates. On connaît assez mal la contenance des aliments en mélatonine. Mais on en a identifié dans les asperges, l'ananas, l'oignon, la cardamome, le gingembre, le riz, l'avoine ou encore la ciboulette. La mélatonine serait bénéfique aux patients atteints de la maladie d'Alzheimer.

On l'a vu, elle améliore le sommeil, mais la mélatonine améliore aussi la quantité de sommeil du sujet victime de démence. En effet, avec la mélatonine, on observe moins d'agitation et de réveils nocturnes. Elle atténuerait aussi l'état dépressif si souvent associé à cette maladie. Mieux encore, elle aurait une action directe protectrice sur le fonctionnement cognitif. En effet, différentes fonctions du quotidien seraient moins rapidement perturbées sous son influence. Elle ralentirait aussi (à un degré bien moindre hélas) la dégradation des fonctions intellectuelles. À une alimentation riche en mélatonine s'ajoutera l'exposition à la lumière naturelle la journée qui en favorise le cycle naturel de sécrétion.

UN CAFÉ ? OUI ET NON

Nous avons vu que le café pouvait, en raison de sa teneur en caféine, stimuler la vigilance, l'attention, le temps de réaction, certaines formes de mémoire (verbale) et la concentration. Des études montrent que, globalement, la caféine a un effet positif sur les fonctions cognitives. Il semble donc que le café et les autres boissons à base de caféine soient indiqués pour prévenir le déclin cognitif. Pourtant, ce n'est pas si simple…

Une étude[6] a comparé l'effet de deux grandes tasses de café au sein d'une population de sujets jeunes et de sujets âgés de plus de 60 ans. Les résultats confirment que la caféine améliore les performances pour les tâches simples chez le sujet jeune. Chez le sujet âgé, c'est dans le traitement de tâches complexes que les performances sont améliorées.

L'effet positif du café, dépendant du café et de la dose, sur les fonctions cognitives serait, selon une étude anglaise, plus marqué encore chez les plus âgées des femmes observées. Le café décaféiné se montrant sans effet. Une étude[7] réalisée sur environ 4 000 femmes et 3 000 hommes bien portants de plus de 65 ans a démontré que les femmes buvant plus de trois tasses de café quotidiennes durant quatre années ont subi moins de déclin cognitif (restitution de mots et mémoire visuo-spatiale) que celles qui buvaient une tasse ou moins. C'est chez celles de plus de 80 ans que les résultats sont les plus marqués. En revanche, sur les hommes, il n'y a eu aucun effet sur le risque de démence. Ce qui reste un mystère. Serait-ce que la prise de café irait de pair avec une meilleure socialisation chez la femme et pas chez l'homme ?

Selon une autre étude, trois tasses de café quotidiennes semblent être la dose permettant d'obtenir le déclin le plus modéré[8]. Cependant, des chercheurs italiens de l'université de Bari[9] voulaient savoir si le fait de modifier ses habitudes en termes de consommation de café pouvait influencer l'apparition de troubles cognitifs légers. Ceux-ci touchent le langage, la mémoire, l'attention ou encore les repères spatio-temporels, ils font partie des signes avant-coureurs de la maladie d'Alzheimer. Pour cela, ils ont suivi pendant trois ans et demi 1 500 personnes environ, âgées entre 65 et 84 ans et qui ne présentaient aucun trouble cognitif au début de l'étude. Puis ils ont mesuré le taux d'apparition de troubles cognitifs légers. Leur conclusion est que rien ne sert de modifier sa consommation journalière de café, au contraire. En effet, on a constaté que les personnes qui augmentaient leur consommation de café de plus d'une tasse par jour avaient un risque deux fois plus élevé de développer des troubles cognitifs légers que celles qui réduisaient leur consommation journalière d'une tasse, et 1,5 fois plus élevé que celles qui maintenaient leur consommation à une tasse par jour. Néanmoins, les chercheurs ont constaté que les personnes qui ne buvaient jamais ou très rarement du café avaient 1,5 fois plus de chances de développer des troubles cognitifs légers que les personnes qui consommaient une à deux tasses de café par jour. Il est donc préférable de boire une à deux tasses par jour que pas du tout. Le trop en café est donc l'ennemi du bien.

L'explication qu'ils proposent est que la caféine, qui ressemble à l'adénosine, se fixe sur les récepteurs à adénosine du cerveau. L'adénosine ne peut donc plus s'y installer et son action est bloquée, ce qui est bon pour contrer la maladie d'Alzheimer. En effet, une activité trop forte d'adénosine favorise la fabrication des plaques amyloïdes qui provoquent des lésions de neurones. La liaison de la caféine sur ces récepteurs stimule la neurotransmission par l'acétylcholine dont les effets facilitateurs sur la mémoire sont bien connus.

Alors, pourquoi le fait d'augmenter sa dose de caféine n'est-elle pas la solution contre l'alzheimer ? L'hypothèse des chercheurs est qu'un certain taux d'activité de l'adénosine est nécessaire pour un bon fonctionnement de la mémoire.

LE CHAMPAGNE FAIT-IL PÉTILLER LE CERVEAU ?

Si l'alcool, à doses excessives, qu'il soit consommé de façon aiguë ou chronique, porte nettement atteinte aux fonctions cognitives, un peu de champagne contribuerait au contraire à les préserver. C'est en tout cas la conclusion de l'étude d'une université anglaise[10]. Il y est en effet observé que boire de un à trois verres de champagne par semaine améliorerait les fonctions cérébrales. Cela permettrait de compenser la perte de mémoire liée au vieillissement et aiderait à retarder l'évolution de la démence sénile dont la maladie d'Alzheimer. Des recherches antérieures de l'université de Reading avaient déjà révélé que la consommation de deux verres de champagne par jour pouvait être bon pour votre cœur et la circulation et pourrait réduire les risques notamment d'accidents vasculaires cérébraux pouvant entraîner une grave altération des fonctions cognitives. Il s'agit donc d'une consommation très raisonnable, limitée au champagne et qui ne souffre pas d'être associée à d'autres prises d'alcool. Ceux et celles qui s'y adonnent verraient leurs fonctions cognitives et leur mémoire, notamment leur mémoire spatiale, améliorée. La mémoire spatiale est responsable de l'enregistrement des informations sur notre environnement, et le stockage de l'information pour l'avenir.

Cet effet trouverait son origine dans un composant du pinot noir et du pinot meunier qui sont tous deux des cépages utilisés pour produire certains vins de Champagne. Le champagne a des niveaux relativement élevés de composés phénoliques par rapport aux autres vins blancs, mais faibles par rapport à ceux du vin rouge. Or ce sont ces composés phénoliques qui sont censés être responsables des effets bénéfiques du champagne sur le cerveau. Le champagne manque de flavonoïdes par rapport au vin rouge, pourtant l'on voit qu'une action est possible avec ses composés phénoliques pourtant de quantité plus faible. De plus, le champagne utilisé pour l'expérimentation est un assemblage de pinot noir et le pinot meunier issus principalement de deux raisins rouges, utilisés dans sa production avec le cépage Chardonnay blanc.

Ces fameux composés phénoliques vont ainsi moduler des signaux dans le cortex et l'hippocampe, contrôleurs de la mémoire et de l'apprentissage, ils vont modifier favorablement un certain nombre de protéines liées à la conservation efficace de la mémoire dans le cerveau.

Toutefois, cette action du champagne contre le déclin cognitif chez l'homme n'est encore qu'une hypothèse, car, jusqu'à présent, ces résultats particulièrement impressionnants n'ont été observés que sur les rats. Cependant, l'étude va désormais être menée sur des personnes âgées dans le but de faire la preuve que quelques bulles hebdomadaires pourraient rendre leur cerveau plus pétillant !

Déjà, une étude menée au Danemark[11] avait permis de penser qu'une consommation modérée d'alcool permet de réduire le risque de décès dû à la maladie d'Alzheimer à un stade précoce. Selon les chercheurs de cette étude, qui étudièrent 321 personnes âgées, parmi celles concernées par cette atteinte cérébrale qui buvaient deux à trois verres d'alcool par jour sur trois ans on décomptait 77 % de décès en moins par rapport à celles qui buvaient un verre ou moins par jour ! Il n'y avait également aucune différence de risque de décès entre celles qui ne buvaient jamais d'alcool et celles qui en buvaient trois verres ou plus par jour. La critique de ce résultat fut que celles qui buvaient très peu d'alcool se trouvaient en phase terminale de leur vie, ce qui aurait permis de gonfler artificiellement l'association positive. Les chercheurs pensent que c'est avant tout l'aspect social associé à la prise d'alcool qui a un impact favorable sur le maintien en vie plutôt qu'un éventuel rôle favorable d'une quantité modérée d'alcool sur la circulation sanguine.

Cependant, une autre étude menée à San Francisco montrait que les femmes âgées qui buvaient modérément étaient plus à même de développer des troubles cognitifs.

Une autre étude américaine publiée en 2015[12], parmi beaucoup d'autres, confirme les bienfaits du resvétatrol sur la santé (maladies cardiaques) en général et la mémoire en particulier, notamment chez les personnes âgées de plus de 60 ans. Le resvératrol, polyphénol antioxydant, souvent évoqué pour ses effets potentiels de prévention des maladies cardiaques et du vieillissement, est présent, entre autres, dans les mûres, le chocolat ou le raisin ainsi que dans les vins. Il est cependant plus concentré dans la pellicule des fruits, sa teneur, par conséquent, est plus forte dans les produits macérés avec la peau. Prenant en considération que la macération des grains fait partie du processus de vinification, les experts de l'université du Texas valident donc le pouvoir du vin rouge (le pinot noir bien plus que d'autres vins), riche en resvératrol, sur la mémoire des seniors. C'est en tout cas une piste de traitement pour lutter contre les pertes de mémoire chez les plus de 60 ans et contre l'évolution de la maladie d'Alzheimer.

Il ne faut cependant pas oublier que, consommé avec excès, mais aussi dès un verre par jour, le vin rouge, comme les autres boissons alcoolisées, devient un accélérateur de nombreuses maladies, et notamment de divers cancers. Il serait donc prématuré d'encourager chez les personnes ayant un début de démence une consommation, si modérée soit-elle, d'alcool, sous quelque forme que ce soit.

VITAMINE B + OMÉGA 3 = CERVEAU AU TOP (OU DU MAQUEREAU AU RIZ POUR UNE TÊTE BIEN REMPLIE)

Une équipe internationale de chercheurs vient de mettre en évidence un cocktail capable de booster la santé de notre cerveau et d'éviter son déclin cognitif.

Associer les oméga 3 aux vitamines B chez les patients les plus âgés pourrait améliorer leur intellect et leur mémoire. Les vitamines B, on l'a vu, jouent un rôle important pour maintenir une bonne humeur. Or il est probable qu'elles retarderaient également le déclin cognitif dû à la démence sénile chez des personnes âgées ayant des troubles de la mémoire, et dont la maladie d'Alzheimer est la cause la plus fréquente, si le taux d'oméga 3 dans l'organisme était suffisant[13]. En effet, une présence suffisante d'oméga 3 permet à la vitamine B d'être plus efficace pour freiner ce déclin. L'atrophie cérébrale est bel et bien ralentie.

Cette étude fut menée chez 250 personnes ayant un déficit cognitif léger. On a calculé leur taux sanguin vis-à-vis de deux types d'oméga 3 qui se trouvent en quantité dans les poissons gras : AEP et ADH (différents donc de l'AAL qui est d'origine végétale).

Pendant deux ans, la moitié du groupe a reçu de la vitamine B quand l'autre a reçu un placebo. Les résultats ont montré que les personnes ayant de faibles taux d'oméga 3 n'ont pas vu d'amélioration de leur niveau cognitif avec la vitamine B. En revanche, pour ceux qui avaient un taux élevé d'oméga 3, la vitamine B s'est révélée efficace pour ralentir le déclin cognitif. On conseillera donc aux personnes sujettes à un déclin cognitif léger l'association de poissons gras (saumon, maquereau) et d'aliments riches en vitamine B (voir, p. 116, le chapitre sur les vitamines B).

MARIEZ AUSSI LES OMÉGA 3 ET LA VITAMINE A

L'Institut national de recherche agronomique conseille aussi, pour maintenir la vigilance des cerveaux de nos seniors, une alimentation riche en oméga 3 et en vitamine A.

L'Inra affiche plusieurs études qui confirment cette action positive contre le déclin cognitif lié à l'âge. Alors que les oméga 3 réduisent les altérations cognitives, la vitamine A alimentaire permettrait de prévenir les pertes de mémoire. Cette action particulière de la vitamine A n'était jusque-là pas connue. En effet, les carences en vitamine A sont surtout notoires pour leurs conséquences sur la vue ou la peau. Les carences en vitamine A alimentaire sont loin d'être exceptionnelles, surtout dans les pays émergents. Elles peuvent aussi exister chez le nourrisson au régime sans lait. Certaines personnes peuvent également souffrir d'un apport insuffisant de cette vitamine si elles suivent un régime alimentaire strict, inadapté, éliminant par exemple les laitages, les œufs, les graisses, les légumes verts. Chez les personnes âgées, ce manque peut s'expliquer par un apport alimentaire insuffisant ou par une carence d'utilisation, car le métabolisme de la vitamine A exige l'intégrité des fonctions hépatiques et intestinales. En revanche, une alimentation pauvre en oméga 3 diminue la capacité du cerveau à remplacer ses acides gras.

Vous savez désormais où trouver des oméga 3, et pour la vitamine A, régalez-vous avec de l'huile de flétan, de morue ou de thon, des foies (dinde, poulet, bœuf, veau), de l'oseille, des carottes, des patates douces, du cerfeuil, du pissenlit, mais aussi avec de la scarole, des abricots secs, des brugnons et du jaune d'œuf.

POPEYE N'AURA PAS L'ALZHEIMER !

Vous vous souvenez que Popeye, ce personnage de fiction né en 1929 dans une bande dessinée créée par Elzie Crisler Segar, tirait sa force des épinards. Il faut savoir que la santé de fer de ce personnage fit augmenter les ventes d'épinards aux États-Unis de plus de 33 % ! On croyait en effet depuis cinquante ans que les épinards étaient particulièrement riches en fer. Or il s'agissait d'une erreur de la secrétaire du biochimiste allemand E. von Wolf qui, en évaluant la composition nutritionnelle des aliments, avait obtenu le chiffre de 2,7 mg de fer pour 100 grammes. Mais la secrétaire fit une erreur de frappe et nota 27 mg/100 grammes ! En 1881, le chercheur Gustav von Bunge est venu confirmer cette erreur en mesurant la valeur nutritionnelle des épinards déshydratés et non pas des épinards frais. Puisque les épinards sont constitués à plus de 90 % d'eau, la forme séchée présente un niveau de fer près de dix fois supérieur. Il était ravi de confirmer ce qu'un chercheur avait trouvé avant lui. Et l'information erronée fut validée dans la presse. Dès l'année suivant la sortie et le succès de *Popeye*, de nombreux biochimistes germaniques avaient pourtant évalué la composition en fer des épinards et corrigé l'erreur à plusieurs reprises. En vain ! La légende de la richesse des épinards en fer s'est maintenue. À telle enseigne que, pendant la Seconde Guerre mondiale, les gouvernements vantèrent les légumes, et les épinards en particulier, pour compenser le manque de viande.

En 1981, l'hématologue (médecin spécialiste du sang) Terence John Hamblin publia dans le *British Medical Journal* un article pour rétablir la vérité, qui, cette fois, fut sérieusement relayé par la presse. Certes, les épinards contiennent du fer, mais pas plus que d'autres légumes verts. Son billet fit le tour des bulletins d'informations à travers le monde. Oui, il y a bien du fer dans les épinards, mais pas plus que dans les choux de Bruxelles ou le brocoli ! Une assiette d'épinards crus ne contient que 0,9 mg de fer, ce qui est insuffisant pour combler nos besoins quotidiens, qui sont de 18 mg chez la femme et de 8 mg chez l'homme.

Cependant, la richesse nutritionnelle des épinards, si elle n'est pas le remède miracle contre l'anémie et ne procure pas une force physique décuplée, apporte tout de même une santé de fer pour le cerveau et peut être considéré comme un aliment qui aide à prévenir le déclin cognitif et donc les démences provoquées par la maladie d'Alzheimer. C'est en tout cas l'avis de Martha Clare Morris, Sc.D., chercheuse au Rush University Medical Center, qui voit dans les épinards et les légumes verts à feuilles plus généralement un moyen de prévention simple et peu onéreux des démences et de la maladie d'Alzheimer. Elle attribue cette action de ralentissement du déclin des capacités cognitives avec les transformations émotionnelles à divers composants associés dans les épinards : la lutéine (voir p. 251), la vitamine K, le bêtacarotène et les folates, dont les épinards sont l'une des sources principales. Une portion par jour aiderait à maintenir les fonctions psycho-affectives du cerveau. Les épinards possèdent aussi des composés phytochimiques (comme la L-tyrosine) qui réduisent l'inflammation et améliorent la circulation sanguine, ce qui est bon notamment pour le maintien en état du cerveau. Mais, surtout, ces composés ont une action bénéfique sur les récepteurs des neurotransmetteurs qui assurent l'équilibre chimique du cerveau et donc l'équilibre émotionnel et intellectuel d'un individu. Ils sont également riches en potassium, ce qui contrecarre les effets négatifs du sel et aide à réduire la pression artérielle. Or l'hypertension artérielle est une cause de démence dite vasculaire. Donc si vous souhaitez vieillir en gardant votre force mentale et émotionnelle, ne vous privez pas d'épinards ! En plus, on peut les manger cuits ou crus et ils se marient avec tout.

Le *spinacia oleracea* est originaire du Caucase. Il y pousse encore aujourd'hui de manière spontanée. Il a été introduit en Andalousie par les Arabes vers l'an mil. Les croisés l'apportent lors des grandes croisades qui débutèrent les siècles suivants en France. Mais c'est Catherine de Médicis, devenue reine de France, qui le rend populaire au XVIe siècle. En effet, « l'herbe de Carême », comme on l'appelait à l'époque, était déjà très appréciée dans le bassin méditerranéen. Les feuilles doivent être lisses, d'un vert prononcé et craquantes. Les feuilles d'épinard fondent seules dans une casserole, sans ajout nécessaire de beurre, avec simplement un peu de sel et de poivre, sans oublier un peu d'ail. Elles constituent un bel accompagnement pour le jambon ou les filets de poisson (saumon, truite, filet de julienne) avec le riz blanc, auquel on peut ajouter parmesan et sauce tomate. Pensez-y pour accompagner des crustacés. Vous les dégusterez aussi en gratin à la sauce Béchamel avec des pâtes (par exemple lasagnes saumon/épinards ou cannellonis ricotta/épinards). Les feuilles d'épinard diminuent à la cuisson et leur consistance devient fondante. Le goût des épinards se marie bien aussi avec le fromage. Les salades de jeunes pousses d'épinards avec du roquefort ou d'autres fromages à pâte persillée, comme la fourme d'Ambert, agrémentées de noix ou de pignons sont une délicieuse entrée. Et, pour en faire consommer à vos ados, plutôt fans de malbouffe, placez-en fondus dans des garnitures ou des farces, notamment des farces au fromage telles que tartes feuilletées chèvre/épinards, ou feta/épinards.

CHOCOLAT : DÉLICE ET MALICE

Le chocolat a décidément toutes les vertus. C'est non seulement un excellent aliment pour stimuler nos papilles, mais aussi nos neurones. Si vous mangez du chocolat, vous pourrez constater que dans les heures qui suivent votre mémoire de travail et votre vitesse de traitement de l'information par votre cerveau vont être stimulées durant plusieurs heures. S'il est pris de façon habituelle, au moins une fois par semaine, le chocolat va améliorer vos performances intellectuelles sur la durée. Cette amélioration reste vraie y compris quand sont pris en compte d'autres absorptions alimentaires ou certains paramètres de santé tels que la glycémie, la tension artérielle ou le taux de cholestérol sanguin. C'est ce qu'a démontré une étude internationale conduite sur trente ans avec un échantillon de plus de 1 000 personnes dans la ville de Syracuse, aux États-Unis[14].

Ces habitants de l'État de New York ont été interrogés au fil de ces années sur leur alimentation et ont été soumis régulièrement à des tests cognitifs. Le risque d'accident vasculaire cérébral, qui a un impact aussi sur les performances cognitives, est, par ailleurs, réduit d'un cinquième. On retrouve comme composants qui seraient à l'origine de ces bénéfices la caféine, la théobromine (et autres méthyxanthines) qui stimulent l'éveil et l'attention ainsi que les polyphénols aux effets antioxydants, mais également rassérénants. Alors, ne vous privez pas de carrés de chocolat noir au quotidien ! Les flavonoïdes présents dans le cacao, et qui représentent 10 % des apports en nutriments, ont aussi sans doute une influence très favorable sur les fonctions cognitives comme stimulant de la mémoire. Une étude italienne conduite par le Pr Giulio Pasinetti tend à le prouver[15].

Cette équipe a proposé à une centaine de volontaires âgés, ayant une déficience cognitive légère et suivis dans des unités de traitement contre l'alzheimer, de consommer une boisson au cacao pendant deux mois. Ils ont été répartis au hasard en trois groupes qui ont reçu des doses différentes, 990 mg (dose élevée), 520 mg (moyenne) ou 45 mg (faible). Les compétences cognitives des personnes âgées ont été évaluées par des tests neuropsychologiques qui explorent les fonctions exécutives, la mémoire à court terme, la vitesse de pensée et la capacité cognitive globale. Les résultats ont montré que ceux qui prenaient des doses moyennes ou élevées de flavanols de cacao se sont généralement montrés plus performants que ceux qui en ont consommé moins. Dans le groupe plus âgé, choisi pour la recherche, a été détectée une diminution de la pression artérielle, du stress oxydatif et de la résistance à l'insuline. De ce dernier aspect, selon l'équipe de chercheurs, dépend l'amélioration du taux de 40 % des fonctions cognitives.

MANGER DES ANCHOIS EN TERRASSE AU SOLEIL ET DEVENIR PLUS BRILLANT

C'est l'exposition de la peau au soleil qui permet la synthèse de la vitamine D. Il est conseillé, pour un bon apport, au moins une dizaine de minutes par jour sans protection d'exposition solaire sur une partie du corps. Mais les peaux sombres sont plus résistantes à l'impact du soleil et les personnes vivant dans les régions peu ensoleillées risquent de souffrir de carence.

Heureusement que certains aliments apportent cette vitamine. La quantité nécessaire d'apports reste sujette à caution, tout comme le niveau souhaité de vitamine D dans le sang. C'est surtout dans les graisses d'origine animale[16] comme les laitages entiers, le beurre ainsi que dans le foie, les œufs et dans les poissons gras ou demi-gras (saumon, hareng, sardine, truite, anchois, thon, anguille, etc.). Si un grand bol de lait fournit 100 UI, une part de saumon apporte 300 UI, une portion de foie 40 UI et un œuf 80 UI. On en trouve aussi en petites quantités dans certains aliments d'origine végétale[17] tels que les levures, les champignons ou les céréales, mais elle serait moins active que la vitamine D d'origine animale.

En l'absence d'exposition solaire, l'Académie de médecine française recommande récemment un apport de 1 200 UI par jour. Cet apport pourrait être doublé si la peau est sombre. Les personnes souffrant d'obésité pourraient en avoir deux fois plus besoin que les autres. On voit que l'apport alimentaire isolément ne couvrirait alors pas les besoins. On sait que les carences en vitamine D ont des conséquences sur la solidité osseuse. On sait moins qu'une carence en vitamine D a un impact sur le cerveau. Elle peut être liée à un déficit cognitif chez la personne âgée[18]. C'est pourquoi il a été proposé des apports en vitamine D dans le traitement de la maladie d'Alzheimer. Mais on peut aussi en proposer en prévention car une récente étude française[19] menée durant sept années sur des femmes de 80 ans en moyenne a mis en évidence que celles qui ont bénéficié de plus importants apports alimentaires en vitamine D ont présenté quatre fois moins de risques que les autres de développer la maladie d'Alzheimer.

Par ailleurs, mais cela n'a sans doute pas de rapport avec l'alzheimer, un déficit d'apport en vitamine D multiplierait par deux le risque de schizophrénie selon une étude[20], ce qui demanderait à être confirmé par des études complémentaires.

Selon des chercheurs de l'université de Californie, la curcumine, qui est le pigment jaune principal du curcuma nommé aussi safran des Indes, qu'on utilise surtout en France dans les crèmes glacées, les sorbets, les produits laitiers, combinée avec de la vitamine D pourrait avoir des effets bénéfiques contre la maladie d'Alzheimer. En effet, ensemble, elles ralentiraient la propagation des plaques amyloïdes dans le cerveau, responsables de la démence chez les personnes atteintes de cette maladie. Mais cela nécessite encore une confirmation.

DES CERISES TOUTE L'ANNÉE, ET MM. LES MÉDECINS N'IRAIENT PLUS QU'EN CHEMISE[21] !

On a vu le bénéfice positif sur le sommeil qu'apporte la consommation de cerises griottes. Cet aliment miraculeux aurait aussi un impact réel pour lutter contre le déclin cognitif qui nous menace tous avec le grand âge.

Le cerveau, qui ne représente que 2 % du poids du corps, consomme 20 % de nos apports d'oxygène. Aussi est-il particulièrement sensible aux dommages liés à l'oxydation[22]. On parle de stress oxydatif. Les pertes de mémoire sont le premier signe de cette altération. Or des études ont montré que les phytonutriments de la griotte protègent les neurones du cerveau contre cette oxydation et donc préservent leur fonctionnement. D'autres antioxydants présents dans l'alimentation pourraient agir de la même façon et ainsi faire de l'alimentation le traitement préventif le plus efficace contre le vieillissement cérébral et la maladie d'Alzheimer. La protection contre cette oxydation est apportée par les anthocyanines. Ce sont elles qui donnent leur couleur aux cerises, elles font partie des polyphénols.

Certains déclins cognitifs sont dus à une mauvaise vascularisation cérébrale entraînant des ischémies (diminution des apports sanguins). Or les anthocyanines contenues dans ces cerises acidulées préviennent des accidents vasculaires en assurant une meilleure fluidité sanguine[23], du moins sur les rats. Une étude a montré que les anthocyanines franchissent la barrière hémato-encéphalique (l'enveloppe qui protège le cerveau) et se logent dans différentes régions du cerveau reconnues comme importantes pour l'apprentissage et la mémoire[24]. Les anthocyanines pénètrent aisément les membranes cellulaires, offrant ainsi une protection antioxydante[25]. De quoi justifier plus encore le dicton français : « Année de cerises rouges met le rire sur les bouches. »

CONTRE LA DÉMENCE, L'HUILE D'OLIVE EN CUISSON

La cuisson des aliments est aussi importante à prendre en compte que la qualité notionnelle des aliments eux-mêmes. En effet, la cuisson peut dénaturer certains composants, détruire certaines vitamines, voire former des éléments cancérogènes. C'est pour cela que la cuisson en friture des légumes est déconseillée. Le régime méditerranéen de la population espagnole est caractérisé par une forte consommation de légumes. C'est une source importante de phénols alimentaires dont la consommation a été associée à la prévention de pathologies dégénératives. Ces types d'antioxydants peuvent être modifiés au cours du traitement des aliments, augmenter ou diminuer leur concentration. Or une étude de chercheurs espagnols[26], publiée dans *Food Chemistry Magazine*, met en évidence que la cuisson à l'huile d'olive vierge protégerait, voire renforcerait, la compétence antioxydante des aliments ainsi que la quantité des composés phénoliques, nutriments essentiels des légumes crus connus pour agir favorablement, notamment contre la dégénérescence cérébrale. L'expérience a consisté à cuisiner des pommes de terre mêlées à du potiron, des tomates et des aubergines sans graines ni peau, de trois façons différentes : avec de l'huile d'olive, dans de l'eau bouillante, ou dans un mélange d'eau et d'huile d'olive. Les résultats ont montré que la cuisson avec l'huile d'olive en friture augmente la teneur en matière grasse et réduit l'humidité. Elle permet aussi d'améliorer la qualité nutritionnelle de ces légumes en phénols. Ce qui n'est pas le cas des autres modes de cuisson. L'explication est que l'huile d'olive enrichit l'ensemble du plat en phénols. Lorsque la teneur en composés phénoliques des légumes crus est élevée, la teneur totale en phénols augmente encore plus avec l'huile d'olive chauffée. Mais l'huile d'olive augmente aussi l'apport calorique. L'eau bouillante comme mode de cuisson n'a aucune incidence sur la concentration finale. Les méthodes de cuisson à l'eau peuvent être recommandées lorsque l'aliment est consommé avec l'eau de cuisson.

TROP CUITS, LES ALIMENTS VOUS GRILLENT LE CERVEAU ET LA MÉMOIRE

Si certains aliments ou boissons sont recommandés pour prévenir ou ralentir un déclin cognitif, il en est d'autres qu'il faut s'abstenir de consommer. C'est le cas de certains aliments, qui, lorsqu'ils sont trop cuits ou cuits à trop forte température, produisent de l'acrylamide qui est un composé toxique. Cette mise en garde a été faite en avril 2015 par l'Académie nationale française de pharmacie dans un document de recommandation. Sont concernés surtout des aliments issus de la friture de la pomme de terre comme les frites, les chips ou les croustilles de pomme de terre, le pain grillé, les biscuits, les céréales grillées et le café.

L'acrylamide[27] se forme à l'occasion de la cuisson d'aliments contenant de l'amidon lorsque le glucose se fixe sur les protéines. Une fois consommée, elle va s'accumuler au fil du temps dans l'organisme et y causer des dégâts. Pour éviter leur formation, il faut cuire les aliments à plus basse température (moins de 120 degrés) et surtout privilégier la cuisson à l'eau, à la vapeur ou au micro-onde plutôt que consommer des grillades ou autres rôtissages. En cas de cuisson à l'huile, il est recommandé de surveiller l'huile de friture ou de cuisson afin ne pas la laisser surchauffer.

En mangeant les aliments ainsi cuits, on évitera les parties les plus noircies par la cuisson.

L'acrylamide, découverte en 2002, est connue pour être cancérigène et toxique pour les neurones. Une récente étude américaine effectuée aussi bien chez l'homme que chez l'animal a montré que ces AGE pouvaient provoquer des troubles prématurés de la mémoire et des modifications cérébrales similaires à celles trouvées dans la maladie d'Alzheimer. Elles favoriseraient aussi une accélération du vieillissement vasculaire par le biais d'une plus grande rigidité des artères qui peut être à l'origine d'un déclin cognitif quand les vaisseaux du cerveau sont atteints.

LE SUCRE GÂTE LES DENTS ET LE JUGEMENT

Vous ingurgitez beaucoup plus de sucre que vous ne l'imaginez. Le sucre ne se compte pas uniquement en carrés ou en sachets de sucre en poudre. La plupart du sucre consommé vient de l'alimentation industrielle et se trouve notamment en grande quantité dans les pains de mie ou les brioches industrielles, les confitures, les yaourts aux fruits ou crèmes dessert, les jus de fruits industriels, ou encore les céréales. Or, le sucre consommé en excès altère vos capacités d'apprentissage et votre mémoire. Ce fut démontré en 2012 par l'université de Californie après une étude[28] sur des rats qui ont vu leurs facultés d'acquisition et de mémorisation fortement perturbées par un régime riche en fructose. L'étude des neurones de ces rats a montré qu'ils étaient altérés et que les espaces entre eux, les synapses, l'étaient tout autant.

L'explication se trouve dans l'insuline. La glycémie (taux de sucre dans le sang) s'élève brutalement, en l'occurrence quarante minutes après l'ingestion de sucre. Cela provoque un pic glycémique dans le sang déclenchant une sécrétion d'insuline par le pancréas pour régulariser la situation. L'insuline oriente alors le sucre vers les muscles (où il sera brûlé), mais aussi le foie et les cellules graisseuses (adipocytes) qui vont le stocker (d'où une prise de poids). L'insuline renforce également les connexions synaptiques. Les neurones peuvent ainsi mieux communiquer et enregistrer les informations (apprentissage, mémorisation). Mais, plus le sucre est apporté en quantité au fil des années, plus l'organisme induit une résistance des différents organes à l'insuline, car il n'y a plus besoin de réserves (le sucre étant apporté en excès). Le défaut d'insuline dû à la résistance fait que les neurones vont moins bien communiquer entre eux. De plus en plus d'études récentes, dont une étude de 2013[29], laissent entendre qu'une alimentation trop sucrée serait ainsi un facteur propice à l'apparition de la maladie d'Alzheimer. En général, des hyperglycémies répétées (en cas de début de diabète) et la résistance à l'insuline augmentent le risque d'avoir une maladie neurodégénérative. Attention, un régime sans sucre ne doit pas être compensé pour autant par un régime riche en édulcorants artificiels ! En effet, certains édulcorants artificiels produisent une réponse de l'insuline. Or, au-delà de l'hyperglycémie répétée des gros consommateurs de sucre, le plus grave c'est l'hyperinsulinémie. Car la stimulation excessive chronique des récepteurs de l'insuline mène à une résistance à l'insuline à l'origine d'une réduction d'apport de sucre dans le cerveau et d'une baisse des performances. On a vu que le cerveau était un grand consommateur de glucose. Dans la maladie d'Alzheimer, les neurones ont une capacité réduite à utiliser le glucose comme source d'énergie. Serait-il possible de corriger ou de compenser cette baisse de capacité avant que la maladie ne s'installe ? Comme source d'énergie complémentaire le cerveau peut utiliser des corps cétoniques. Des études ont montré que chez les individus ayant une maladie d'Alzheimer légère ou modérée, l'utilisation de la cétone, contrairement à celle du glucose, ne diffère pas de celle de personnes du même âge en bonne santé (voir p. 216, « Le régime des sportifs muscle aussi leur cerveau ».) On a montré également qu'un apport nutritionnel augmenté en cétone avait un effet, certes modeste, mais néanmoins bénéfique sur les performances cognitives des personnes ayant un déficit cognitif en lien avec une maladie d'Alzheimer légère ou modérée. Les corps cétoniques se trouvent dans les aliments avec des triglycérides à chaînes moyennes.

Pour le petit déjeuner, préférez au croissant deux œufs sur le plat recouverts d'emmental râpé avec du jambon ou du bacon. Au déjeuner, du poisson gras ou une tourte au fromage et, en dessert, des yaourts au lait entier ou des fraises à la crème fraîche, surtout pas allégée. N'hésitez pas à utiliser de l'huile de noix de coco qui contient des gras qui sont très peu stockés par l'organisme et se convertissent rapidement en cétones.

QUAND LE FOIE SAUVE LE CERVEAU

En 1920, l'Américain William Murphy, qui devient Prix Nobel en 1934, et ses collègues démontrent que donner du foie de bœuf à des patients souffrant de certaines anémies résistantes et mortelles permet de les guérir. Il existe donc dans l'alimentation un facteur, alors nommé intrinsèque, autre que le fer et que notre organisme ne synthétise pas et qui est indispensable a la fabrication des globules rouges. C'est la vitamine B12, qui sera isolée trente ans plus tard. Le foie de bœuf en est richement pourvu. J'en ai un peu parlé dans le chapitre consacré aux déprimes, contre lesquelles elle peut s'avérer utile (voir p. 124).

Une carence en vitamine B12 provoque les signes de l'anémie (teint pâle, essoufflement, fatigue, fréquence cardiaque élevée, bourdonnements d'oreille), mais aussi vertiges, fourmillements et, surtout, pour le sujet qui nous intéresse dans ce chapitre, nombreux oublis. Il ne s'agit pas de ces petits oublis qui peuvent nous arriver à tous, mais d'oublis chroniques et inhabituels. Il n'est pas exceptionnel qu'un diagnostic de maladie d'Alzheimer soit posé devant des troubles de la mémoire progressifs alors qu'en fait la personne souffre d'un simple déficit en vitamine B12, qui peut donc être révélé par une prise de sang et être facilement réglé par une alimentation adaptée. Les aliments les plus riches en vitamine B12 (en microgrammes rapportés au poids) sont le foie de bœuf et les palourdes cuites à l'eau. Viennent ensuite le foie de mouton et de veau, puis les rognons et les foies de volaille, suivent les fruits de mer, pieuvre, hareng, maquereau, morue, sardine. On en trouve dans le lait et les fromages. Les œufs et les algues en contiennent, mais elle est mal absorbée par l'intestin. Sont donc particulièrement menacées les personnes qui suivent un régime végétalien, sans viande ni sous-produits animaux (produits laitiers). En cas de déclin cognitif, il faut y penser, même si la cause est autre, inutile d'aggraver les troubles de mémoire par un manque de cette vitamine.

LES CRÉTOIS SONT DES CERVEAUX

De nombreuses études vont dans le sens d'une amélioration des fonctions cognitives grâce au régime méditerranéen.

Une étude espagnole, publiée fin 2015 dans la revue médicale *Jama Internal Medicine*[30], a proposé à un groupe de 447 personnes (233 femmes) âgées de 55 à 80 ans (âge moyen 67 ans) de suivre ou non un régime méditerranéen pendant quatre années.

Ce régime méditerranéen était complété d'un apport supplémentaire d'un litre d'huile d'olive extravierge chaque semaine ainsi qu'une ration quotidienne de 30 g de noix. L'autre groupe avait simplement un régime pauvre en graisses. Tous ont dû ensuite passer une batterie de tests neuropsychologiques. Les personnes soumises au régime méditerranéen ont obtenu de meilleurs résultats sur les tests de mémoire que celles soumises au régime pauvre en graisses.

Suivre le régime méditerranéen, c'est gagner cinq ans de jeunesse pour votre cerveau.

C'est ce que démontre une étude publiée dans la sérieuse revue scientifique *Neurology*, dans laquelle Yian Gu, docteure, professeure adjointe de neuropsychologie à l'université Columbia, l'affirme après avoir compilé les habitudes alimentaires au cours de l'année précédente chez près de 700 personnes, hommes et femmes, âgées en moyenne de 80 ans. Une scintigraphie a mesuré le volume de leur cerveau. Deux groupes ont été formés, selon qu'ils suivent ou non le régime méditerranéen. Le premier groupe respectait au moins cinq principes de ce régime méditerranéen, en consommant soit plus d'aliments sains classiques, soit moins d'aliments néfastes en lien avec ce régime. Le second groupe a été composé des personnes qui ne respectaient que quatre types d'aliments ou moins du régime crétois. Au total, neuf « règles » de ce fameux régime ont été contrôlées. Pour chacune d'elles on a compté 1 point :

Consommation importante :
- Les légumes
- Les légumineuses
- Les fruits/noix
- Les céréales (non raffinées, grains entiers)
- Le poisson et les graisses mono-insaturées (huile d'olive, avocat)

Consommation faible :
- Les graisses saturées
- Les produits laitiers
- La viande et la volaille
- L'alcool (consommation faible ou modérée)

Les résultats sont édifiants. Les individus du groupe respectant au moins cinq règles du régime méditerranéen présentaient à la scintigraphie des volumes cérébraux plus importants que ceux qui ne le respectaient pas autant. On observait en moyenne 5 millilitres de matière grise et 6,41 millilitres de matière blanche en plus ! La matière grise est la partie essentielle du cerveau, en particulier pour le contrôle musculaire et l'acuité sensorielle. La matière blanche, quant à elle, stimule les messages nerveux. Cet écart de volume entre les mangeurs « méditerranéens » et les autres correspond à un écart d'âge de cinq ans en termes de déclin cognitif ! Respecter le régime méditerranéen protège votre cerveau et retarde son processus de vieillissement ainsi que le déclin cognitif et les maladies dégénératives comme la maladie d'Alzheimer.

Parmi les bons aliments pour le cerveau, on trouve le poisson, riche en vitamines B et en vitamine D, essentielles pour prévenir l'atrophie du cerveau. Et, dans ce régime, il y a moins de viande, en sachant comme on l'a vu plus haut que la cuisson des viandes au gril ou à la poêle favorisait la formation de produits finaux de glycation avancée ayant un impact néfaste sur le cerveau. Les autres règles sont de consommer de l'huile d'olive au lieu de graisses animales saturées, de consommer davantage de fruits à coques, de légumes et de fruits.

Il n'est jamais trop tard pour profiter de ces bénéfices. Cette action préventive de l'alimentation est aussi possiblement curative ou, en tout cas, ralentira l'évolution négative d'une maladie d'Alzheimer. Un régime méditerranéen ne se remplace pas par des compléments alimentaires, type vitamines vendues en boîte. On l'a vu, c'est la combinaison de ces nutriments dans un contexte naturel qui leur permet d'agir de concert pour la santé du cerveau. Retarder de cinq ans l'apparition de la maladie d'Alzheimer des populations d'ici à 2025 pourrait réduire de moitié le nombre de personnes développant cette maladie d'ici à 2050.

Conclusion

Notre pensée, notre mental, notre moral, nos émotions dépendent de ce que nous mangeons. Cette notion était une évidence au Moyen Âge, et pourtant, aujourd'hui, elle apparaît presque révolutionnaire.

En effet, des découvertes toutes récentes démontrent scientifiquement que notre mode alimentaire est déterminant pour notre bien-être émotionnel, mais aussi plus globalement pour la santé mentale de tous, car la biologie de notre cerveau est fonction de nos apports alimentaires. Cela ouvre une nouvelle perspective, aussi bien pour les enfants que pour les adultes, à l'heure où les psychothérapies montrent leurs limites et où les médicaments qui agissent sur notre cerveau déconcertent par leurs effets secondaires. Les neuromédiateurs et les hormones qui font la pensée et les émotions sont issus des précurseurs alimentaires transformés par des activités enzymatiques programmées par nos gènes. Le rôle de l'intestin sur notre bien-être affectif s'éclaire. Ce n'est pas un simple réceptacle des aliments. Il les transforme et est transformé par eux. Sa perméabilité, son microbiote, ses sécrétions en font notre deuxième cerveau qui entre en contact quasi immédiatement avec ce que l'on mange. L'action des aliments ne se limite pas aux effets de leurs constituants chimiques isolés, même si ceux-là sont essentiels. Ils ont un impact par les associations de ces constituants qui interagissent entre eux. L'attention portée à la qualité des aliments autant qu'à leur quantité, à leurs proportions mais aussi au moment de leur prise (chrononutrition) vont agir sur notre terrain biologique et, par là même, sur notre équilibre émotionnel.

Du point de vue de la consommation, la diversification alimentaire est une bonne méthode pour minimiser les risques. Mais, en présence de certains états affectifs, il peut être nécessaire, selon chacun, de renforcer la densité micronutritionnelle de certains constituants (entre autres vitamines ou antioxydants). Il s'agit aussi de réduire la part de produits alimentaires transformés ou manufacturés, d'objets comestibles non identifiés et la part de produits toxiques (métaux tel l'aluminium, pesticides) en privilégiant la préparation domestique des mets avec des aliments issus de l'agriculture biologique. Les aliments ne sont pas de simples médicaments. Ils agissent aussi sur notre système nerveux central grâce à leur apparence, leur odeur, leur consistance. Chaque aliment – voire chaque plat – a pour chacun un aspect symbolique. Il représente quelque chose pour nous et, quand on l'avale, qu'on accepte de le mettre à l'intérieur de soi, c'est qu'on envisage déjà un changement interne, en lien avec les symboles qu'il porte, qui s'opère avant toute action biochimique. S'ajoute à cela l'aspect culturel de l'alimentation lors de la préparation, pendant le repas, où le partage, la dégustation entraînent une modification de notre état affectif.

Ces dernières décennies, on a appris combien une partie de notre état mental était le résultat de l'expression de nos gènes. Cela se présentait alors comme une sentence définitive. Or l'alimentation agit aussi sur notre terrain génétique. Il n'y a donc pas de fatalité absolue en matière de gènes. En effet, notre « environnement » alimentaire influence l'expression du code génétique de chacun. En l'occurrence, les gènes d'un individu vont s'exprimer ou non selon ce qu'il mange au fil de son existence. On peut parler alors de nutrigénétique. Or ces modifications de notre code génétique vont être transmises à nos enfants. Ainsi, ce que nous mangeons agira non seulement sur les aspects de notre état mental déterminés par nos gènes, mais aussi sur celui de nos enfants dont les gènes seront modifiés par rapport aux nôtres. Ainsi, le bien-être émotionnel de nos enfants présents ou à venir passe aussi par ce que l'on met dans notre propre assiette.

Il est donc essentiel aujourd'hui d'avoir une approche diététique et gastronomique de nos émotions, de notre mental. Désormais, il nous est possible de guider nos humeurs, d'acquérir la sérénité ou la joie de vivre, de vaincre ses peurs, de résister au stress, de retrouver un sommeil réparateur, de rester performant intellectuellement ou d'améliorer nos performances grâce à une alimentation choisie. Pour être bien dans sa tête, il faut être bien dans son assiette. Le bonheur, ça se cuisine tous les jours.

Notes

1. Mise en bouche

1. Brian Wansink, *Mindless Eating: Why We Eat More Than We Think Mass Market*, Paperback, 2010.
2. Flaten M.A. & Blumenthal T.D. (1999), "Caffeine-associated stimuli elicit conditioned responses: an experimental model of the placebo effect", *Psychopharmacology*, 145 ; 105-112.
3. Michaud C., Musse N., Nicolas D.I. & Mejan L. (1991), "Effects of breakfast size on short-term memory concentration and blood glucose", *Journal of Adolescent Health*, 12 : 53-57.
4. Aurélie Lampuré et al., "Liking for fat is associated with sociodemographic, psychological, lifestyle and health characteristics", *British Journal of Nutrition*, volume 112, issue 08, october 2014, p. 1353-1363.
5. N. Politzer (2013), « Les mécanismes sensoriels de la dégustation », *Information Diététique*, 3 : 16-24.
6. Les arômes des aliments sont captés par la muqueuse olfactive par voie rétro-nasale et participent aux goûts.
7. Prononcez « oumami ». Ce mot, contraction de *umai* (délicieux) et *mi* (goût), signifie « goût délicieux ». Ce goût serait une cinquième saveur de base. Déjà pointé en 1825 par le théoricien français de la cuisine Brillat-Savarin qui le nommait alors « Osmazône ». En fait, ce goût serait « basique et assez neutre », comme dans les asperges, le roquefort ou le jambon cru, selon Laurent Séminel, auteur du livre : *Umami, le cinquième goût savoureux*, Marabout, 2011.
8. N. Politzer (2013), « Les mécanismes sensoriels de la dégustation », *op. cit.*

9. Jongleurs, bouffons, tapis vert des casinos.
10. Dragons, démons, Martiens, superstition, ainsi le vert est prohibé chez les comédiens.
11. Johnson-Kozlow M., Kritz-Silverstein D., et al., "Coffee consumption and cognitive function among older adultes", *Am J Epidemiol*, 2002, nov.1 ; 156(9) : 842-50. Texte intégral : http ://aje.oxfordjournals.org
12. Hernan M.A., Takkouche B., et al., "A meta-analysis of coffee drinking, cigarette smoking, and the risk of Parkinson's disease", *Ann Neurol*, 2002, sept., 52(3) : 276-84.
13. L'adénosine est un nucléoside libéré par les neurones et par les cellules gliales. Il est présent dans l'ensemble du corps. Il y joue un rôle dans le métabolisme énergétique, mais il a des fonctions spéciales en stimulant quatre types de récepteurs.
14. Nardi A.E., Valenca A.M., Nascimento I., Freire R.C., Veras A.B., de-Melo-Neto VL, et al., "A caffeine challenge test in panic disorder patients, their healthy first-degree relatives, and healthy controls", *Depress Anxiety*, 2008, 25(10) : 847-53.
15. En plus des contre-indications cardiaques et des ulcères à l'estomac.
16. Maridakis V. and col., "Sensitivity to change in cognitive performance and mood measures caffeine of energy and fatigue in response to differing doses of caffeine or breakfast", *PJ. Int J Neurosci*, 2009,119(7) : 975-94.
17. Rogers, P. (1995), "Food, mood and appetite", *Nutrition Research Reviews*, 8 : 243-269.
18. Organisation mondiale de la santé.
19. Harrell P.T., Juliano L.M., "Caffeine expectancies influence the subjective and behavioral effects of caffeine", *Psychopharmacology* (Berl), 2009, dec., 207(2) :335-42.
20. Scholey A., Owen L. (2013), "Effects of chocolate on cognitive function and mood : a systematic", *Nutrition Reviews* ; DOI : 10.111/nure.12065.
21. Adam M. Brickman, Usman A. Khan, Frank A. Provenzano, Lok-Kin Yeung, Wendy Suzuki, Hagen Schroeter, Melanie Wall, Richard P. Sloan, Scott A. Small, "Enhancing dentate gyrus function with dietary flavanols improves cognition in older adults", *Nature Neuroscience*, 2014 ; DOI : 10.1038/nn.3850.

22. Lorenzo Loffredo, Ludovica Perri, Elisa Catasca, Pasquale Pignatelli, Monica Brancorsini, Cristina Nocella, Elena De Falco, Simona Bartimoccia, Giacomo Frati, Roberto Carnevale and Francesco Violi, “Dark Chocolate Acutely Improves Walking Autonomy in Patients With Peripheral Artery Disease”, J Am Heart Assoc., 2014 ; 3 : originally published July 2, 2014, DOI : 10.1161/JAHA.114.001072.
23. Finley ACS, “The precise reason for the health benefits of dark chocolate : mystery solved”, communiqué de presse, 18 mars 2014.
24. Kuijer R.G., Boyce J.A., “Chocolate cake. Guilt or celebration? Associations with healthy eating attitudes, perceived behavioral control, intentions and weight-loss”, *Appetite*, 2014 Mar ; 74 : 48-54, nov. 23. DOI : 10.1016/j. appet.2013.11.013.
25. Christiansen, Paul ; Rose, Abigail ; Randall-Smith, Laura ; A. Hardman, “Alcohol’s Acute Effect on Food Intake Is Mediated by Inhibitory Control Impairments”, Charlotte, *Health Psychology*, dec. 21, 2015.

2. Bien dans son assiette, bien dans sa libido

1. Le mauvais cholestérol, celui qui figure sur le résultat de vos examens biologiques, associé au LDL.
2. Il est intéressant de noter, au sujet de l’arbre supposé mort, que les cabosses poussent sur le tronc et les grosses branches et non sur les rameaux jeunes.
3. Nommé *Xibalta*.
4. La théophylline est un alcaloïde, comme la caféine. Elle a un effet stimulant sur le psychisme. Elle dilate également les bronches (c’est un des traitements de l’asthme). On en trouve aussi dans d’autres boissons : le café, le thé, le maté et les graines de guarana.
5. Corby K. Martin et al., “Effect of Calorie Restriction on Mood, Quality of Life, Sleep, and Sexual Function in Healthy Nonobese Adults”, *JAMA Intern Med.*, published on line, may 02, 2016.
6. Via l’inventaire du fonctionnement sexuel, de Derogatis et Melisaratos. Il comprend plusieurs sous-échelles mesurant différents aspects de la vie sexuelle.

7. Avec comme échelle : Pittsburgh sommeil Indice de la qualité [PSQI].
8. Avec deux échelles : Beck Depression Inventory-II (BDI-II) et Profile of Mood States (POMS).
9. Les démences vasculaires sont la deuxième cause de démence après la maladie d'Alzheimer. Elles représentent 15 à 30 % des démences. Elles sont dues à une anomalie de la circulation sanguine qui entraîne un manque d'oxygénation de certaines zones cérébrales, ce qui provoque une détérioration des capacités cognitives et de la mémoire.
10. Tennille D. Presley et coll., "Acute effect of a high nitrate diet on brain perfusion in older adults", *Nitric Oxide*, 15 octobre 2010 ; DOI 10.1016/j. niox.2010.10.002.
11. Weber K.S., and al., "Dietary soy-phytoestrogens decrease testosterone levels and prostate weight without altering LH, prostate 5alpha-reductase or testicular steroidogenic acute regulatory peptide levels in adult male Sprague-Dawley rats", *J Endocrinol* ; 2001 sept, 170(3) :591-9.
12. Hamilton-Reeves J.M. and col., "Clinical studies show no effects of soy protein or isoflavones on reproductive hormones in men: results of a meta-analysis", *Fertil Steril.*, 2010, aug ; 94(3) :997-1007.
13. Lethaby AE, "Phytoestrogens for vasomotor menopausal symptoms", *Cochrane Database Syst Rev.*, 2007, oct 17 ; (4).
14. Jidong Sung et al., *Am. J. Chin. Med.*, 28, 205 (2000).
15. M. Emamghoreishi, M. Khasaki et M.F. Aazam, "Coriandrum sativum: evaluation of its anxiolytic effect in the elevated plus-maze", *Journal of Ethopharmacology*, vol. 96, n° 3, 2005, p. 365-370.
16. Weber K.S. and al., "Dietary soy-phytoestrogens decrease testosterone levels and prostate weight without altering LH, prostate 5alpha-reductase or testicular steroidogenic acute regulatory peptide levels in adult male Sprague-Dawley rats", art. cité.
17. Hamilton-Reeves J.M. and al., "Clinical studies show no effects of soy protein or isoflavones on reproductive hormones in men : results of a meta-analysis", art. cité.
18. La mélatonine agirait par un pouvoir antagoniste des récepteurs de la sérotonine.

    Gorzalka B.B., Hanson L.A., Brotto L.A., "Chronic stress effects on sexual behavior in male and female rats: mediation

by 5-HT21 receptors", *Pharmacol Biochem Behav*, 1998, dec., 61(4) : 405-12.
L.A. Brotto et B.B. Gorzalka, "Melatonin enhances sexual behavior in the male rat", *Physiology & Behavior*, vol. 68, n° 4, fév., 2000, p. 483-486.

19. Wendie A. Robbins et al., "Walnuts Improve Semen Quality in Men Consuming a Western-Style Diet: Randomized Control Dietary Intervention Trial", *Biolreprod.*112.1011634v187/4/101.
20. Concentration, vitalité, mobilité, morphologie et éventuelles anomalies chromosomiques des spermatozoïdes.
21. Aedin Cassidy and col., "Dietary flavonoid intake and incidence of erectile dysfunction", *The American Journal of Clinical Nutrition*, January 13, 2016, DOI : 10.3945/ajcn.115.122010.
22. Dont voici le début :
Dieses Baums Blatt, der von Osten
Meinem Garten anvertraut,
Gibt geheimen Sinn zu kosten,
Wie's den Wissenden erbaut.

Ist es ein lebendig Wesen,
Das sich in sich selbst getrennt ?
Sind es zwei, die sich erlesen,
Daß man sie als eines kennt ?
Traduction : La feuille de cet arbre, que l'Orient À mon jardin a confié, Donne à goûter un sens secret Que l'initié apprécie. Est-ce un seul être vivant Qui en lui-même se sépare ? Est-ce deux êtres qui si bien se cherchent Qu'on les croit ne faire qu'un ?

3. Les aliments antidéprime

1. Troubles émotionnels qui accompagnent les menstruations.
2. Trouble de l'humeur qui apparaît à certaines saisons et disparaît avec elles.
3. – Anglin R.E., Samaan Z., Walter S.D. et al., "Vitamin D deficiency and depression in adults: systematic review and meta-analysis", *British Journal of Psychiatry*, 2013. Feb ; 202 : 100-7

- Giovannucci E., Liu Y., Hollis B.W., Rimm E.B., "25-Hydroxyvitamin D and Risk of Myocardial Infarction in Men: A Prospective Study", *Arch Intern Med.*, 2008 ; 168(11) :1174-1180. doi : 10.1001/archinte.168.11.1174.
- Holick M.F., "Vitamin D deficiency", *N Engl J Med*, 2007, 357 : 266-81.

4. A. Shechter and col., "Pilot Investigation of the Circadian Plasma Melatonin Rhythm across the Menstrual Cycle in a Small Group of Women with Premenstrual Dysphoric Disorder", *Plos one*, vol 7, n12, 2012. DOI : 10.1371/journal. pone.0051929.
5. Selon la présentation de C.S. Harrell (avec le Dr Gretchen Neigh, PhD, professeur de psychiatrie à l'École de médecine de l'Université Emory) intitulée « Developmental high-fructose diet consumption increases depressive-like and anxiety-like behavior and remodels the hypothalamic transcriptome », le 15 novembre 2014 au congrès des neurosciences à Atlanta. Abstract : http ://www.abstractsonline.com/Plan/ViewAbstract.aspx ?sKey=9182524b-7cda-47a5-9e58-e61c2a1a2273&cKey=52db903c-7391-487f-b77c-e37ea9e8696a&mKey=54c85d94-6d69-4b09-afaa-502c0e680ca7
6. Étude publiée dans la revue *Neuropharmacology* et dirigée par le psychiatre Ronald Duman, Yale University. « Overeating and depressed ? There's a connection, and maybe a solution », *ScienceDaily*, 21 December 2015.
7. mTOR est une enzyme qui régule la croissance des cellules, leur mobilité, leur survie, la synthèse des protéines qui les constituent.
8. Akbaraly T.N., Brunner E.J., Ferrie J.E., Marmot M.G., Kivimaki M., Singh-Manoux A., "Dietary pattern and depressive symptoms in middle age", *Br J Psychiatry*, 2009 ; 195 : 408-413. Sánchez-Villegas A., Delgado-Rodríguez M., Alonso A., et al., "Association of the Mediterranean dietary pattern with the incidence of depression: the Seguimiento Universidad de Navarra/University of Navarra follow-up (SUN) cohort", *Arch Gen Psychiatry*, 2009 ; 66 : 1090-1098.
9. Institut national de recherche agronomique.
10. La version canola est sans acide érucique qui serait cardiotoxique chez le rat.
11. Voir p. 55.
12. La tyrosine, acide aminé, a besoin de la vitamine B6 pour fabriquer de la dopamine.

13. Méthionine et cystéine.
14. Folstein M. and al., "The homocysteine hypothesis of depression", *Am J Psychiatry*, 2007, june 164 (7) : 1123.
15. Muntjewerff J.W. and al., "Homocysteine, methylenetetrahydrofolate reductase and risk of schizophrenia: a meta-analysis", *Mol Psychiatry*, 2006, feb, 11(2) :143-9.
16. Giovanni Ravaglia and col., *Am J Clin Nutr*, 2005, 82 : 636-43.
17. Encore souvent appelée vitamine H, et vitamine B_7 dans de nombreux pays.
18. Ou cobalamine.
19. "Dietary Fat Intake and the Risk of Depression: The SUN Project", Almudena Sánchez-Villegas and col., January 26, 2011. DOI : 10.1371/journal. pone.0016268.
20. Sayyah M., Boostani H., Pakseresht S., Malayeri A., "Comparison of Silybum marianum (L.) Gaertn. with fluoxetine in the treatment of Obsessive-Compulsive Disorder". *Prog Neuropsychopharmacol Biol Psychiatry*. 2010 ; 34(2) :362-5.
21. Sarah Knapton, *The Daily Telegraph, National Post Wire Services*, June 5, 2014 7 :02 PM ET.
22. Source : Lutjer and al.
23. Car elle va agir sur l'hippocampe, région du cerveau qui commande la mémoire.
24. Sebastian Brandhorst and col., "A Periodic Diet that Mimics Fasting Promotes Multi-System Regeneration, Enhanced Cognitive Performance, and Healthspan", *Cell Metabolism*, June 18, 2015. DOI : http ://dx. doi.org/10.1016/j. cmet.2015.05.012

4. Montre-moi tes selles, je te dirai qui tu es

1. Saulnier D.M., Riehle K., Mistretta T.A., Diaz M.A., Mandal D., et al., "Gastrointestinal microbiome signatures of pediatric patients with irritable bowel syndrome", *Gastroenterology*, 2011 ; 141(5) :1782-91.
2. 1742-1803
3. *Observationes medicae*, Frankfurt, 1775.

4. Nommé internationalement BDNF (Brain Derived Neurotrophic Factor).
5. Cette mesure a été faite post mortem.
6. Revue *Plos One*.
7. “Bacterial ClpB heat-shock protein, an antigen-mimetic of the anorexigenic peptide α- MSH, at the origin of eating disorders”, Naouel Tennoune et col., *Translational Psychiatry*, octobre 2014, Doi : 10.1038/tp.2014.98.
8. “Fermented foods, neuroticism, and social anxiety : An interaction model”, Matthew R. Hilimire, Jordan E. DeVylder, Catherine A. Forestell. DOI : http ://dx. doi.org/10.1016/j. psychres.2015.94.023.
9. En cas de césarienne, le bébé ne bénéficie pas de la flore bactérienne maternelle présente lors d’un accouchement par voie basse.

5. Calmer le stress, l’anxiété, l’irritabilité, l’addiction grâce à votre alimentation

1. Nauert, R. (2012), “Dehydration Influences Mood, Cognition”, *Psych Central. Retrieved*, March 12, 2014.
2. Son état civil complet est : acide gamma-aminobutyrique. Le GABA est synthétisé par une enzyme à partir de l’acide glutamique.
3. Ce qui peut se faire en inhibant les enzymes de dégradation du GABA.
4. Acide gamma-aminobutyrique.
5. AMPA, kainate et NMDA.
6. Du même auteur, *Les Kilos émotionnels, comment s’en libérer, sans régime, sans médicaments,* Albin Michel, 2009.
7. Une étude coordonnée par Karine Clément, de l’Institut de cardiométabolisme et de nutrition. Université Pierre-et-Marie-Curie, Paris.
8. J.K. Goodrich et al., “Human genetics shape the gut microbiome”, *Cell*, doi : 10.1016/j. cell.2014.09.053, 2014.
9. Nerf vague et nerfs spinaux.
10. Gilles Mithieux et son équipe « Nutrition et cerveau » de l’INSERM, à Lyon.

11. Saverio Stranges and col., “Major health-related behaviours and mental well-being in the general population: the Health Survey for England”, *BMJ* Open 2014 ; 4 : e005878 doi : 10.1136/bmjopen-2014-005878.
12. Le « Warwick-Édimbourg mental et le bien-être Scale » (WEM-WBS) est une échelle de 14 articles rédigés de manière positive, avec cinq catégories de réponses, pour évaluer le bien-être mental de la population.
13. Boehm, J. K., Williams, D. R., Rimm, E. B., Ryff, C., & Kubzansky, L. D. (2013), “Association between optimism and serum antioxidants in the Midlife in the United States study”, *Psychosomatic Medicine*, 75, 2-10.
14. Cyprodinyl, fludioxonyl, dithiocarbamates, pencycuron, propamocarb, propyzamide, deltamethrine.
15. La prévalence, c’est le nombre de cas de maladies présents à un moment donné dans une population.
16. Erica M. Schulte, Nicole M. Avena, Ashley N. Gearhardt, “Which Foods May Be Addictive? The Roles of Processing, Fat Content, and Glycemic Load”, *Ploss One*, February 18, 2015. http ://dx.doi.org/10.1371/journal. pone.0117959.
17. Étude université Michigan U.S. National Library of Medicine.
18. Protéases.
19. *Neuropsychopharmacology*, 2015, juillet 2014. doi : 10.1038/npp.2015.207. “Dampened Mesolimbic Dopamine Function and Hryhorczuk C. and al., “Dampened Mesdimbic Dopamine Fonction and Signaling by Saturated but not Monounsaturated Dietary Lipids”, *Neuropsychopharmacology*, 2016 feb; 41(3) : 811-21, doiv 10.1038/npp2015-207. Hryhorczuk C1, Florea M2, Rodaros D3, Poirier I4, Daneault C5, Des Rosiers C6, Arvanitogiannis A2, Alquier T7, Fulton S8.
20. J. R. Biesiekierski, S. L. Peters, E. D. Newnham et col. (2013), “No effects of gluten in patients with self-reported non-celiac gluten sensitivity after dietary reduction of fermentable, poorly absorbed, short-chain carbohydrates”, *Gastroenterology*, 145(2) : 320-8.

6. Quand manger fait dormir (qui dîne dort)

1. Riva Tauman, Arie Levine, Hadas Avni and al. (2011), “Coexistence of Sleep and Feeding Disturbances in Young Children”, *Pediatrics*, 27(3) : e615-e621.
2. Hattori A., Migitaka H., Iigo M., Itoh M., Yamamoto K., Ohtani-Kaneko R., Hara M., Suzuki T., Reiter R.J., “Identification of melatoninin plants and its effects on plasma melatonin levels and binding to melatonin receptors in vertebrates”, *Biochemistry and MolecularBiology International*, 1995 ; 35 : 627-634.
3. De l’Institut de recherche pour les neurosciences, Uimyung (Corée du Sud).
4. S. Ouakki and col., F. Mrabet, I. Lagbouri, A. Hessni, A. Mesfioui, P. Pévet, E. Challet and A. Ouichou, “Melatonin and Diazepam Affect Anxiety-Like and Depression-Like Behavior in Wistar Rats : Possible Interaction with Central GABA Neurotransmission”, *Journal of Behavioral and Brain Science*, vol. 3 n° 7, 2013, p. 522-533.
5. Howatson G., Bell P.G., Tallent J., Middleton B., McHugh M.P., Ellis J., “Effect of tart cherry juice (Prunus cerasus) on melatonin levels and enhanced sleep quality”, *Eur J Nutr*, 2012 Dec ; 51(8) :909-16. doi : 10.1007/s00394-011-0263-7. Epub 2011 Oct 30. Burkhardt S., Tan D.X., Manchester L.C., Hardeland R., Reiter R.J., “Detection and quantification of the antioxidant melatonin in Montmorency and Balaton tart cherries (Prunus cerasus)”, *J Agric Food Chem.*, 2001 Oct., 49(10) :4898-902.
6. *British Journal of Pharmacology*, 2004 ; 141 : 172-182. Blando F., Gerardi C., Nicoletti I., “Sour cherry (Prunus cerasus L) anthocyanins as ingredients for functional foods”.

7. Réussir à l'école et dans vos études, une question d'assiette

1. Bellisle F. (2004), "Effects of diet on behaviour and cognition in children", *British Journal of Nutrition* 92 (Suppl 2) : 227-232.
2. Riby L.M., Law A.S., McLaughlin J., et al. (2011), "Preliminary evidence that glucose ingestion facilitates prospective memory performance", *Nutrition Research,* 31(5) : 370-377.
3. Bellisle F., "Effect of diet on behavior and cognition in children", *British Journal of Nutrition* 92 (Suppl. 2) : 227-232, 2004.
4. Hoyland A., Dye L. & Lawton C.L. (2009), "A systematic review of the effect of breakfast on the cognitive performance of children and adolescents", *Nutrition Research Reviews,* 22(2) : 220-243.
5. Une grande partie des cellules cérébrales pourraient fonctionner avec les acides gras. Cependant, c'est une énergie lente pour elles. Et, pour cette consommation, elles ont besoin de beaucoup d'oxygène. C'est par ailleurs une énergie sale car les cellules du cerveau produisent alors beaucoup de déchets, types radicaux libres, en exploitant les acides gras.
6. Mais il n'y a pas eu d'études en double aveugle qui élimine l'effet placebo.
7. Paru dans *Schizophrenia Research.*
8. Benton D., Brock H., "Mood and the macronutrient composition of breakfeast, and the mid-day meal", *Appetite*, 55, 436-440, 2010.
9. M.-C. Duong, M. Mora-Plazas, C. Marin et al. (2015), "Vitamin B-12 deficiency in children is associated with grade repetition and school absenteeism, independent of folate, iron, zinc, or vitamin A status biomarkers", *Journal of Nutrition* ; 145(7) : 1541-8.
10. L'Imperial College of Medicine in London et l'Université d'Oxford l'ont présenté à la British Dyslexia Association's conference, 2001.
11. L'acide eicosapentaénoïque (EPA) et l'acide docosahexanoïque (DHA).
12. Dawn H. Loh, Shekib A. Jami, Richard E. Flores, Danny Truong, Cristina A. Ghiani, Thomas J. O'Dell, Christopher S. Colwell, "Misaligned feeding impairs memories", http ://dx. DOI. org/10.7554/*eLife*.09460.

13. J. Gordon Millichap, Michelle M. Yee, "The Diet Factor in Attention-Deficit/Hyperactivity Disorder", *Pediatrics* 129(2) : 330-7. Feb. 2012.
14. Lorenza S. Colzato, Bryant J. Jongkees, Roberta Sellaro, Wery P.M. van den Wildenberg, Bernhard Hommel, "Eating to stop: Tyrosine supplementation enhances inhibitory control but not response execution", *Neuropsychologia*, 2014 Jan 13. pii : S0028-3932(14)00009-8. doi : 10.1016/j. neuropsychologia.2013.12.027.
15. Hinz M., Stein A., Neff R., Weinberg R., Uncini T., "Treatment of attention deficit hyperactivity disorder with monoamine amino acid precursors and organic cation transporter assay interpretation", *Neuropsychiatr Dis Treat,* vol. 7, 2011, p. 31-8.
16. Jaswinder Kaur Ghuman, "Restricted elimination diet for ADHD: the INCA study", *The Lancet*, 5 February 2011, doi : 10.1016/ S0140-6736(11)60133-5.
17. Déficit attentionnel avec hyperactivité.
18. Les sulfites sont des sels utilisés comme conservateurs. On en trouve dans les boissons alcoolisées comme le vin, le cidre ou la bière, certaines pâtes alimentaires, les pommes de terre séchées, les cornichons en bocaux, les fruits secs.
19. T. Aboudiab et col., « L'hypersensibilité non IgE-dépendante aux protéines du lait de vache serait-elle une des causes de l'hyperactivité chez l'enfant ? », *Journal de pédiatrie et de puériculture*, volume 20, issue 3, p. 111-113.
20. « Alimentation des enfants hyperactifs : faut-il tous les mettre au régime ? », Auteuil P. et col., *L'Information diététique*, 2005, n° 4, p. 16-20.
21. Mulloy A., Lang R., O'Reilly M., Sigafoos J., Lancioni G., Rispoli M., "Gluten-free and casein-free diets in the treatment of autism spectrum disorders: A systematic review", *Research Autism Spectrum Disorders,* 2010 ; 4(3) :328-339.
22. Oleg Sokolov, Natalya Kost and col., "Autistic children display elevated urine levels of bovine casomorphin-7 immunoreactivity", *Peptides*, 2014 ; 56 : 68-71.

8. Déclin cognitif et alzheimer : quand l'estomac soigne la tête

1. Moss M., et al., "Contrasting Effects of Peppermint and Chamomile Tea on Cognition and Mood", *British Psychological Society Conference*, 2016.
2. Kathy Magnusson.
3. Johnson J. E. (2012) "A possible role for lutein and zeaxanthin in cognitive function in the elderly", *American Journal of Clinical Nutrition*, 96 (suppl) : 1161S-5S.
4. Jian-Ming Lü and al., "Ginseng Compounds : An Update on Their Molecular Mechanisms and Medical Applications", *Curr Vasc Pharmacol.*, 2009 Jul ; 7(3) : 293-302.
5. Jung J., Seong K., Moon I., Cho J., Kim S., Kim W., "Ginsenosides Have a Suppressive Effect on c-Fos Expression in Brain and Reduce Cardiovascular Responses Increased by Noxious Stimulation to the Rat Tooth", *Korean J Physiol Pharmacol.,* 2013 ; 17(2) : 121-5.
6. Rees K., and al., "The influences of age and caffeine on psychomotor and cognitive function", *Psychopharmacology,* 1999 ; 145 : 181-8.
7. Ritchie K., et al., "The neuroprotective effects of caffeine: a prospective population study (the Three City Study)", *Neurology*. 2007 ; 69 : 536-45.
8. Van Gelder B.M., and al., "Coffee consumption is inversely associated with cognitive decline in elderly European men: the FINE Study", *Eur J Clin Nutr.*, 2007 ; 61 : 226-32.
9. Solfrizzi, Vincenzo and al., "Coffee Consumption Habits and the Risk of Mild Cognitive Impairment: The Italian Longitudinal Study on Aging", *Journal of Alzheimer's diseasevol,* 47, n° 4, p. 889-899, 2015.
10. Jeremy Spencer, Université de Reading : Corona, G. Vauzour, D., Spencer, J.P.E. and al., "Phenolic acid intake, delivered via moderate champagne wine consumption, improves spatial working memory via the modulation of hippocampal and cortical protein expression/activation", *Antioxydants and Redox signaling*, 19 (4). p. 1676-1689.2013, ISSN 1523-0864 doi : 10.1089/ars.2012.5142.

11. Sine Bernstsen and al., "Alcohol consumption and mortality in patients with mild Alzheimer's disease: a prospective cohort study", *BMJ Open* 2015 ; 5 : e007851 doi : 10.1136/bmjopen-2015-007851
12. R. Scott Turner and al., "A randomized, double-blind, placebo-controlled trial of resveratrol for Alzheimer disease", Published online before print September 11, 2015, doi : http ://dx. doi. org/10.1212/
13. Oulhaj, Abderrahim and al., "Omega-3 Fatty Acid Status Enhances the Prevention of Cognitive Decline by B Vitamins in Mild Cognitive Impairment", *Journal of Alzheimer's Disease*, vol. 50, no. 2, p. 547-557, 2016.
14. Georgina E. Crichton, Merrill F. Elias, Ala'a Alkerwi, "Chocolate intake is associated with better cognitive function", The Maine-Syracuse Longitudinal Study", *Appetite,* 1 May 2016, volume 100, 126-132. Doi : 10.1016/j. appet.2016.02.010.
15. Dubner, Lauren and al., "Recommendations for Development of New Standardized Forms of Cocoa Breeds and Cocoa Extract Processing for the Prevention of Alzheimer's Disease: Role of Cocoa in Promotion of Cognitive Resilience and Healthy Brain Aging", *Journal of Alzheimer's disease : JAD* 48(4), September 2015.
16. Vitamine D3 ou Colecalciferol.
17. Vitamine D2 (ergocalciferol).
18. Llewellyn D.J., Lang I.A., Langa K.M. et al., "Vitamine D and risk of cognitive decline in elderly persons", *Arch Intern Med,* 2010 ; 170 : 1135-1141.
19. C. Annweiler et coll., « Association vitamine D et mémoire explicite chez la femme âgée : Résultats de l'étude EPIDOS », *Revue neurologique*, vol. 165, n° 10S1, p. 77-78, octobre 2009. DOI : 10.1016/S0035-3787(09)72650-5.
20. Ghazaleh Valipour and col., "Serum Vitamin D Levels in Relation to Schizophrenia: A Systematic Review and Meta-Analysis of Observational Studies", *Journal of Clinical Endocrinology & Metabolism*, 2014. DOI : http ://dx. doi.org/10.1210/jc.2014-1887.
21. Proverbe.
22. L'oxydation est une réaction chimique mettant en scène une molécule d'oxygène. Elle entraîne un échange d'électron. L'élément devient oxydé. Les nombreuses oxydations se déroulant dans

l'organisme ont pour principale fonction de fournir de l'énergie en quantité suffisante aux différentes cellules du corps humain.

23. Shin W.H., Park S.J., Kim E.J., "Protective effect of anthocyanins in middle cerebral artery occulusion and reperfusion model of cerebral ischemia in rats", *Life Sciences,* 2006 ; 79 : 130-137.
24. Lamuela-Raventos R.M., Joseph J.A., "Anthocyanins in aged blueberry-fed rats are found centrally and may enhance memory", *Nutrition and Neuroscience*, 2005 ; 8 : 111-120.
25. Galli R., Shukitt-Hale B., Youdim K.A., Joseph J.A., "Fruit polyphenolics and brain aging", *Annals of the New York Academy of Sciences*, 2002 ; 959 : 128-132.
26. Jessica del Pilar Ramírez-Anaya et al., "Phenols and the antioxidant capacity of Mediterranean vegetables prepared with extra virgin olive oil using different domestic cooking techniques", *Food Chemistry* (2015). DOI : 10.1016/j. foodchem.2015.04.124.
27. Parmi d'autres produits de glycation avancée, ou AGE.
28. R. Agrawal, F. Gomez-Pinilla, "'Metabolic syndrome'in the brain: deficiency in omega-3 fatty acid exacerbates dysfunctions in insulin receptor signalling and cognition", *The Journal of Physiology*, 2012 ; 590 (10) : 2485 DOI : 10.1113/jphysiol.2012.230078.
29. Paul K. Crane and al., "Glucose Levels and Risk of Dementia", *N Engl J Med*, 2013 ; 369 : 540-548 August 8, 2013.
30. Cinta Valls-Pedret C. and al., "Mediterranean Diet and Age-Related Cognitive Decline, A Randomized Clinical Trial", *JAMA Intern Med*. 2015 ; 175(7) :1094-1103. doi : 10.1001/jamainternmed.2015.1668.

Table des matières

Du même auteur

Éditions Marabout

100 réponses aux questions d'un jeune papa (2015)
Le pédopsy de poche (2013)
Ma to-do list enfant (2013)

Éditions Limonade

Avec Soledad Bravi (illustratrice)
Comment devenir populaire (2016)
Comment être gay et rester joyeux (2016)
Comment maîtriser ton stress (2016)
Comment gérer tes kilos en trop (2016)
Comment bien apprendre pour réussir à l'école (2016)
Comment te faire des amis. De véritables amis (2015)
Comment te passer du tabac (2015)
Comment renforcer ta confiance en toi ? Pour réussir et être aimé (2015)
Bien vivre ta première relation sexuelle. Si tu es une fille (2015)
Bien vivre ta première relation sexuelle. Si tu es un garçon (2015)
Comment guérir d'un chagrin d'amour et retrouver le sourire (2015)
Comment te faire respecter (2014)
Comment obtenir ce que tu veux (ou presque) de tes parents (2014)
Comment plaire aux garçons et surtout à l'un d'entre eux (2014)
Comment plaire aux filles et surtout à l'une d'entre elles (2014)

Éditions Flammarion

Nos garçons en danger ! École, santé, maturité, Pourquoi c'est plus compliqué pour eux et comment les aider (2015)

Éditions Albin Michel

L'Amour et les kilos (2014)
Osez vous faire respecter ! Au travail, en famille, dans la rue (2010)

Comment avoir de vrais amis ? (2008)
Parents, osez vous faire obéir ! (2007)
Avec Bernadette Costa-Prades
Maintenant, tu restes dans ton lit ! (2008)
Avec Anne Lamy
Quand les pipis font de la résistance (2006)
Avec Carine Mayo
Élever un garçon aujourd'hui. En faire un homme, pas un macho (2005)
Avec Pascale Leroy
Soigner son moral au naturel (2012)
Les kilos émotionnels, comment s'en libérer ? (2009)
Séparons-nous... mais protégeons nos enfants (2004)

Éditions Albin Michel Jeunesse
Avec Bernadette Costa-Prades
Comment survivre quand les parents se séparent (2004)

Éditions Calmann-Lévy
Guide de l'ado à l'usage des parents (2008)
Avec Karine Lemarchand, Philippe Grimbert, Maryse Vaillant
Devenir heureux... ces épreuves qui font notre force (2009)

Éditions Larousse
Réussir à l'école : une question d'amour ? (2012)

Éditions First
Avec Marie Bernard
Éduquer son enfant pour les nuls (2011)

Éditions Bayard
Avec Noélie Viallet
L'amour 100 % ado (2010)
Avec Sophie Bordet, Clotka
Ça sert à quoi les parents ? (2010)
Avec F. Lotthé-Glaser, A. Rouquette
C'est quoi être une fille ? C'est quoi être un garçon ? (2014)

Éditions Michel Lafon
Avec Danielle Moreau
Quand je serai grand, je serai célèbre (2009)

Éditions Hachette Littératures
Avec Danièle Laufer
La mère parfaite, c'est vous

Éditions Odile Jacob
Avec Sylvie Angel
La deuxième chance en amour (2008)

Éditions Fayard
Quel âge aurait-il aujourd'hui ? Le tabou des grossesses interrompues (2007)
Ils n'ont d'yeux que pour elle. Les enfants et la télé (2002)
Adolescents, la crise nécessaire (2000 ; Pluriel, 2016)

Éditions J.C. Lattès
Comment devient-on homo ou hétéro ? (2006)

Éditions Robert Laffont
Nos enfants aussi ont un sexe. Comment devient-on fille ou garçon ? (2001)
Ne sois pas triste mon enfant. Comprendre et soigner la dépression chez les petits (1999)

Composition et mise en pages
Nord Compo à Villeneuve-d'Ascq

PAPIER À BASE DE
FIBRES CERTIFIÉES

Fayard s'engage pour
l'environnement en réduisant
l'empreinte carbone de ses livres.
Celle de cet exemplaire est de :
0.650 kg éq. CO_2
Rendez-vous sur
www.fayard-durable.fr

68-2148-8/01
Dépôt légal : septembre 2016
Imprimé en Espagne par Industria Gráfica Cayfosa